서울대학교암병원이 추천하는
암에 대해 알아야 할 모든 것

서울대학교암병원이 추천하는
암에 대해 알아야 할 모든 것

초판 1쇄 발행 2016년 10월 15일
초판 9쇄 발행 2023년 11월 20일

지은이 서울대학교암병원

펴낸곳 서울대학교출판문화원
주소 08826 서울 관악구 관악로 1
도서주문 02-889-4424, 02-880-7995
홈페이지 www.snupress.com
페이스북 @snupress1947
인스타그램 @snupress
이메일 snubook@snu.ac.kr
출판등록 제15-3호

ISBN 978-89-521-1835-6 03510

SNUH 서울대학교병원

서울대학교암병원이 추천하는

암에 대해 알아야 할 모든 것

서울대학교암병원 지음

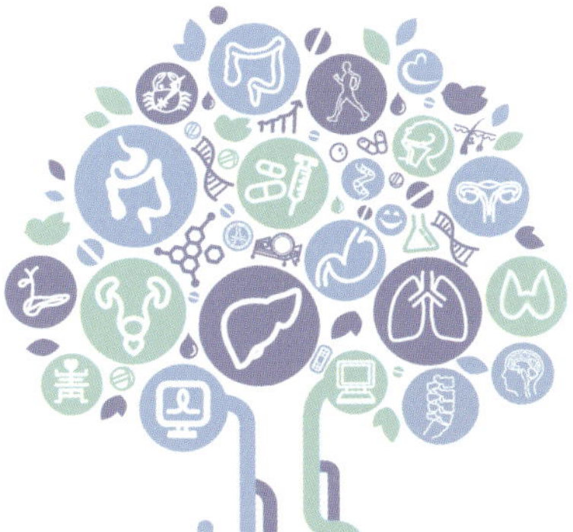

서울대학교출판문화원

발간사

우리나라에서는 한 해 20만 명 이상이 새로 암에 걸리고 8만 명이 암으로 사망하며 암 경험자(치료 중 또는 완치 후 생존자) 수는 약 140만 명에 이른다고 합니다. 이렇게 많은 사람들이 암으로 인해 생명과 건강 그리고 일상의 행복을 잃습니다. 그런데 평균수명의 증가로 암을 일으킬 수 있는 생활환경, 생활습관에 노출되는 시간은 더 길어지고 있습니다. 암의 위협이 더욱 커지고 있는 것입니다. 그렇다면 우리는 암에 대해 얼마나 잘 알고 있을까요? 혹은 암에 대한 정보를 얼마나 쉽게 얻을 수 있을까요? 안타깝게도 암환자와 가족들이 진료실 안에서 필요한 모든 정보를 듣기란 매우 어렵습니다. 결국 인터넷과 의학서적을 찾아야 합니다. 하지만 신뢰할 수 있는 암 전문가와 의료기관이 참여한 서적은 소수이고, 그나마도 식단 위주의 내용뿐입니다. 암 전반에 대해 과학적이고 체계적인 정보를 담은 책을 찾기 어려운 것이 현실입니다.

암의 진단과 치료, 치료 후 관리 또는 임종에 이르는 전 과정을 '암 여정(Cancer Journey)'이라고 합니다. 여정은 주로 긴 여행과 힘든 과정을 의미하는데, 아마도 암에 걸린다는 것이 길고 긴 여정에 오르는 것과 같아서 이런 말을 쓰는 것 같습니다. 그렇습니다. 암과의 전쟁은 길고 또 쉽지 않은 여정입니다. 그러나 바른 길을 묵묵히 가다 보면 목적지에 다다르는 것처럼, 정확한 치료를 지속하면 암을 극복할 수 있습니다. 그런 의미에서 이 책이 현재 암을 치료 중이거나 암 치료를 끝낸 암 경험자와 가족에게 암 여정의 훌륭한 동반자가 되었으면 합니다.

이 책은 서울대학교암병원 암정보교육센터가 개발·축적·제공하고 있는 다양한 암 정보 및 교육 콘텐츠와 임상에서 환자 및 보호자가 실제 궁금해 하는 내용을 기반으로 하고 있습니다. 책에는 암에 대한 일반적인 의문과 오해부터 구체적인 치료 방법, 치료 시 증상·영양·생활관리 그리고 치료 후 장기 건강관리 등 암치료의 전 여정에서 필요한 구체적이며 실용적인 정보가 망라되어 있습니다. 특히 치료만큼 중요하지만 진료실에서 자세히 들을 수 없는 일상에서의 관리 방법이 포함되어 있어, 쉽게 불안해 하고 제약을 느끼는 암 경험자와 가족에게 도움이 될 것입니다. 또한 모든 내용은 서울대학교암병원이 보유하고 있는 암환자 교육용 동영상 등과 함께 제공하여 더욱 쉽게 이해할 수 있도록 하였습니다. 조금 더 욕심을 부린다면, 암 경험자뿐 아니라 암을 겪지 않은 분들에게도 이 책이 혹시 다가올지 모르는 암을 이해하고 사전에 예방하는 데 유용한 자료가 되었으면 합니다.

암은 이제 불치의 병이 아니라 생활습관병의 하나로 이해되고 있습니다. 우리는 금연과 운동, 올바른 식생활습관 그리고 정기적인 검진을 통하여 암을 피할 수 있고 관리할 수 있게 되었습니다. 예상치 못한 암과의 만남에 쉽게 절망하기만 해서는 안 되는 이유입니다. 절망하는 대신 이 책을 통해 암이라는 질병을 올바르게 이해하고 나와 가족의 삶에 미치는 영향이 어느 정도인지 가늠함으로써 모든 암 경험자들이 길고 낯선 여정을 무사히 마치기를 바랍니다.

2016. 10.

대표저자 김태유 (서울대학교암병원장)

차례

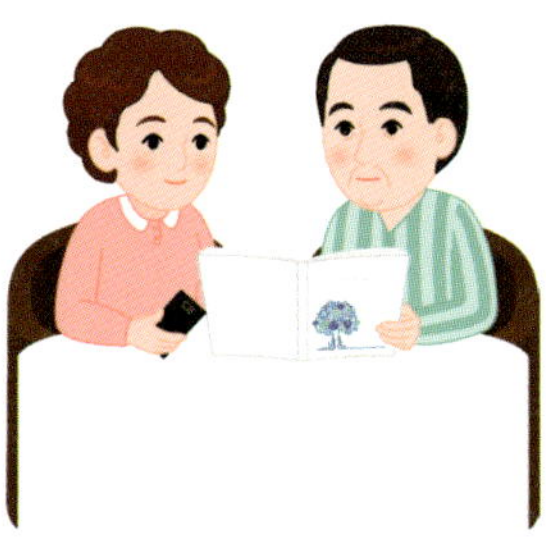

02 암치료에 대해 자세히 알려 주세요

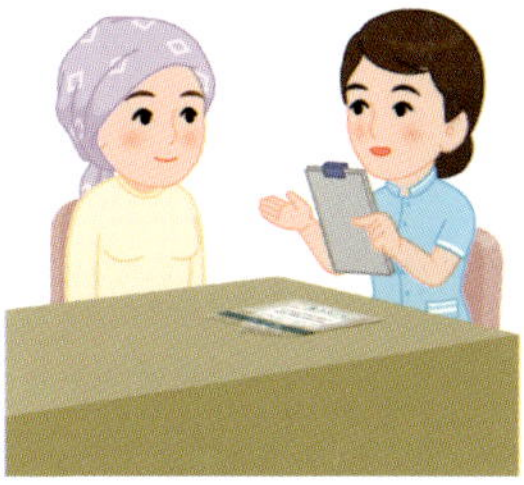

03 암치료 중입니다. 어떻게 생활해야 하나요?

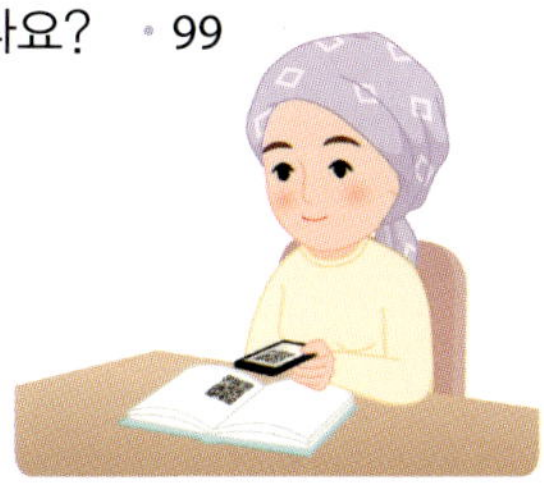

04 암치료 후 건강 관리에 대해 알려 주세요

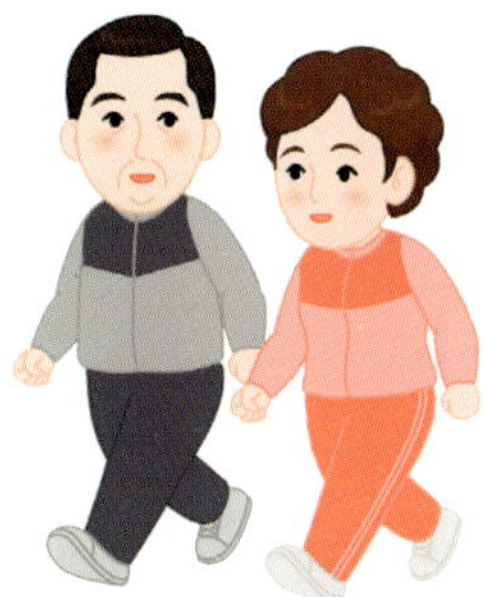

01

암에 대해 알려 주세요

암은 더 이상 낯선 질병이 아니다. 나도 내 가족도 그 누구도 진단받을 수 있는 질병이다.
암에 대한 진단과 치료 방법이 발달함에 따라 생존율이 점점 높아지고,
이로 인해 암 경험자 또한 증가하고 있다.
그렇다 해도 암은 쉽게 이해하거나 치료하거나 관리할 수 있는 질병이 결코 아니다.
이 장에서는 많은 환자와 가족들이 암에 대해 궁금해 하거나 오해하기 쉬운 내용을
알기 쉽고 자세하게 설명한다.

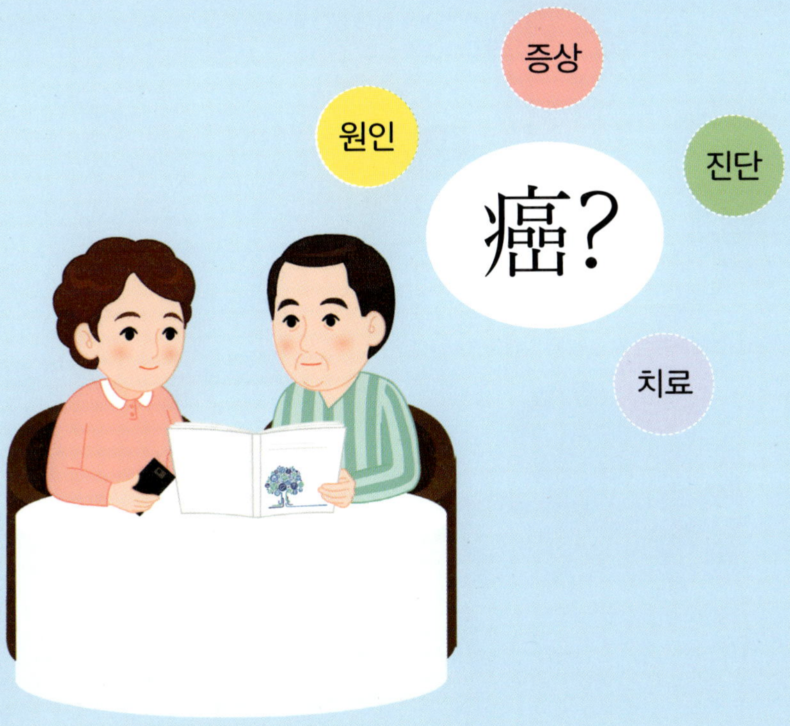

1 암이란 무엇인가요?

암(癌, cancer)은 조절되지 않는 비정상적인 세포의 증식을 특징으로 하는 복합적인 질환군을 말한다. 우리 몸의 정상적인 세포는 필요 이상으로 증식하지 않고 특정 기능을 담당하도록 통제를 받는다. 하지만 여러 가지 이유로 인해 세포를 구성하는 유전자에 이상이 생기면 정상적인 통제가 불가능하게 되어 암이 발생한다.

암은 처음에는 작은 세포에서 시작하지만, 점차 암 덩어리를 형성하고 크기가 커지면서 주변으로 침입, 정상적인 장기의 구조와 기능을 파괴하여 출혈과 통증 등 여러 증상을 일으킨다. 암은 처음 발생한 부위에서 다른 곳으로 이동하는 특징이 있는데, 이를 '전이'라고 한다.

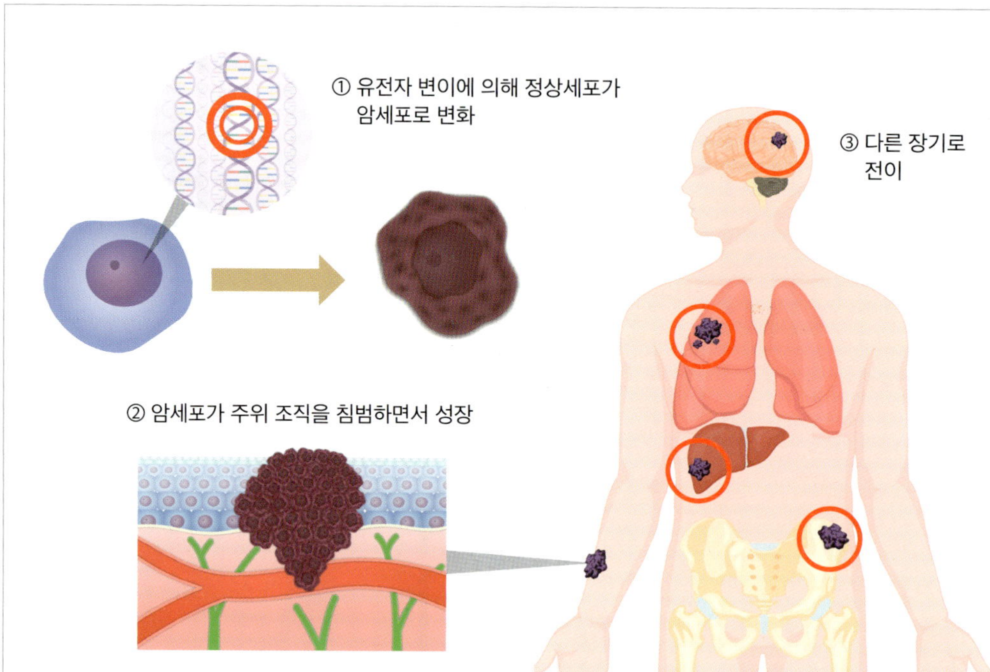

암세포의 특징 암은 점점 커지고(과다한 증식), 주변으로 파고들며(주변 조직 및 장기로 침윤), 다른 곳으로 옮겨가는(전이) 특성이 있다.

2 종양과 암은 다른 건가요?

종양(腫瘍, tumor)과 암은 많은 경우에 서로 비슷한 의미로 사용되곤 한다. 그러나 의학적으로 종양은 양성종양(良性腫瘍)까지 모두 포함하여 비정상적인 덩어리를 통칭하는 용어이다. 양성종양은 세포 증식에 의한 덩어리라는 점은 악성종양과 같지만, 새로 생겨난 부위에 국한되어 어느 정도까지만 커지고 주변 조직을 파고들거나 다른 장기로 전이를 하지 않으며, 따라서 단순 제거로 쉽게 치료가 된다.

반면 암은 악성종양(惡性腫瘍)을 일컫는 말로, 통제되지 않고 자라면서 주변 조직으로 침범하고 다른 장기로 전이하는 등 양성종양과는 다른 특성을 가진다. 또한 단순 절제만 시도하는 경우 다시 재발하는 경향이 있어 양성종양과 같이 단순 절제만으로 치료가 되지 않고 주변부 절제, 방사선 치료, 항암화학요법 등 여러 치료 방법을 적용하기도 한다.

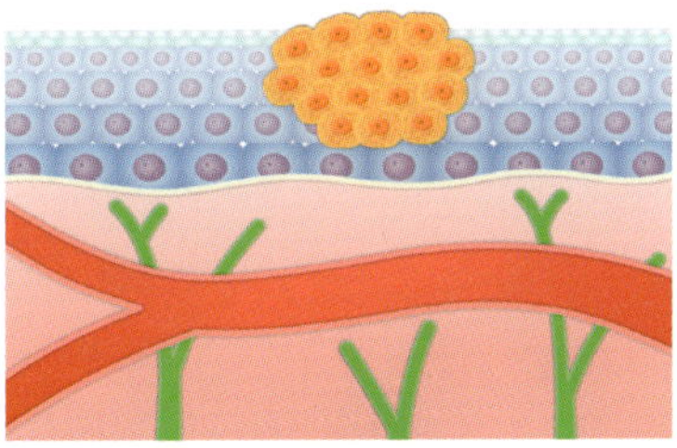

양성종양

- 주위 조직을 침범하지 않고 비교적 천천히 성장함
- 다른 장기로 전이를 일으키지 않음
- 수술적 절제 등을 통해 비교적 쉽게 치료됨

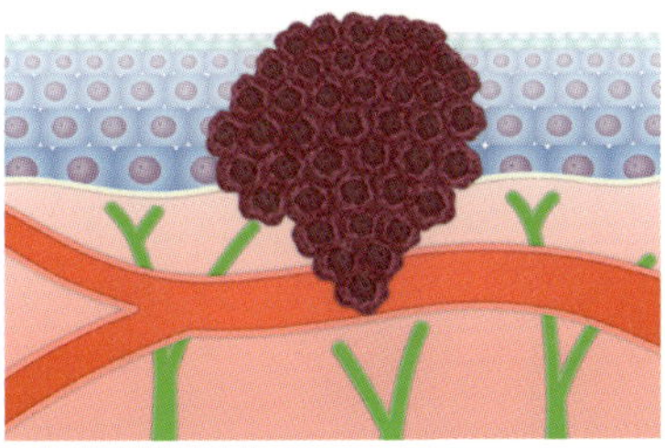

악성종양(암)

- 통제되지 않고 자라면서 주위 조직을 침범함
- 다른 장기로 전이를 일으킬 수 있음
- 근치적 절제나 방사선 치료, 항암화학요법 등 다양한 치료 방법이 필요할 수 있음

양성종양과 악성종양 양성종양의 경우 발생한 곳에서 다른 곳으로 옮겨가지 않지만, 악성종양(암)의 경우 그림과 같이 다른 장기로 옮겨가 자리를 잡고 증식한다는 차이가 있다.

3 암, 얼마나 많이 발생하나요?

국가암등록통계에 따르면, 2013년 우리나라에서는 22만 명의 새로운 암환자가 발생하였다. 이는 인구 10만 명당 약 286명의 암환자가 새로 발생한 것을 의미하며, 이 수치는 지난 10여 년간 지속적으로 증가되어 왔다. 미국(318명), 프랑스(325명), 호주(323명)보다는 약간 낮으나, OECD 국가 평균(272명)에 비해서는 다소 높은 수준이다.

2013년 기준으로 우리나라 전체 인구 중 평생 한 번이라도 암으로 진단받고 치료받았거나 치료 중인 환자는 총 137만 명으로, 이는 인구 37명당 1명이 해당될 정도로 암이 매우 흔한 질환임을 알 수 있다. 또한 기대 생존 연령인 81세까지 생존 시 암에 걸릴 확률은 약 37%로서, 결국 인간의 수명이 길어지면서 암 발생도 같이 증가하고 있다. 예를 들어 65세 이상 인구에서는 11명 중 1명이 암을 경험한 것으로 집계되고 있다.

우리나라 10대 암 발생률

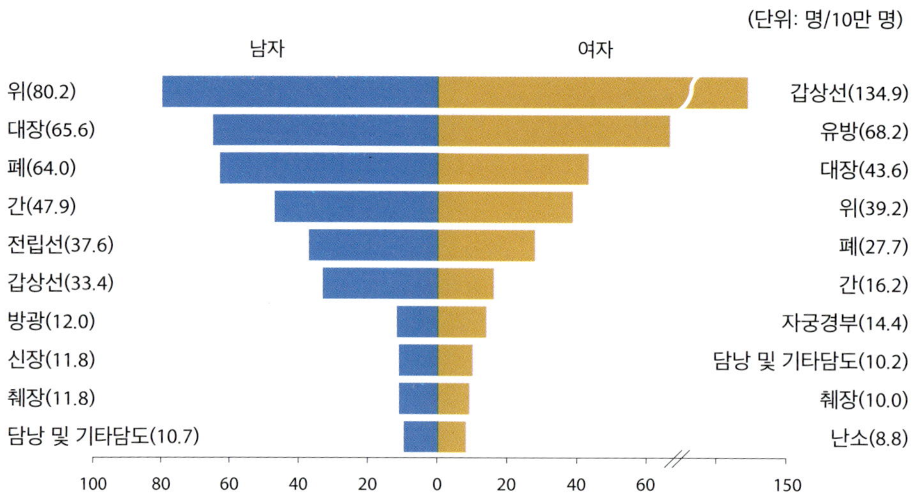

출처: 국가암정보센터(2013년 국가암등록통계)

암 종류별로는 갑상선암, 위암이 가장 많이 발생하였고, 대장암, 폐암, 유방암, 간암 순으로 흔히 발생하는 것으로 집계되고 있다. 서구화된 식생활습관의 영향으로 전립선암, 유방암, 대장암은 지속적인 증가 추이를 보이는 반면, 간암은 남녀 모두에서, 폐암은 남자, 자궁경부암은 여자에서 발생이 감소되고 있으며, 이는 금연과 예방접종에 의한 것으로 생각된다.

그렇다면 암에 의한 사망자 수는 얼마나 될까? 2013년 한 해에 우리나라에서 암으로 사망한 환자는 약 8만여 명으로, 주요 사망원인 중 부동의 1위를 차지하고 있다.

전체 암 사망자의 암 종류별 사망건수는 2014년 기준 폐암(23%), 간암(15%), 위암(12%), 대장암(11%), 췌장암(7%) 순으로 높게 나타났다. 생존율은 1993~1995년과 비교하여 20여 년간 대부분의 암에서 증가 추이를 보이고 있으며, 특히 전립선암, 위암, 비호지킨 림프종 및 대장암의 경우 암 진단을 받고 5년 후까지의 생존 가능성을 의미하는 5년 생존율이 20여 년 전과 비교하여 20% 이상 증가하였다. 이러한 생존 기간의 증가는 치료기술의 발전과 검진에 의한 조기발견의 역할이 크다고 할 수 있다.

5년 생존율과 암의 완치(cure)는 어떻게 다른가요?

5년 생존율은 암 진단 또는 치료를 받은 사람 중 몸속의 암 존재 여부와 상관없이 5년의 시간이 경과한 후에 몇 퍼센트의 사람이 살아 있는지를 뜻한다. 반면 완치란 암이 성공적으로 치료가 되어 다시 발생하지 않는 것을 의미한다. 암은 다른 질병과는 달리 여러 방법으로 눈에 보이는 암 덩어리를 모두 성공적으로 제거하더라도 작은 암세포가 남아 있다가 상당한 시간이 지난 후에 다시 문제를 일으키는(재발하는) 경우가 있다. 따라서 치료 직후에는 완치 판정을 하기 어렵다. 대신 암치료가 끝난 후 일정 기간 이상 주기적인 검사를 통하여 재발하지 않고 지내는 경우 완치 판정을 하는데, 일반적으로 5년을 기준으로 한다. 이는 일반적으로 치료 후 약 5년이 지나면 통계적으로 암 재발 위험이 낮다고 판단되기 때문이다. 하지만 암에 따라서는 5년 이후에 재발을 하는 경우도 있다. 즉 5년이 완치의 절대적인 기준은 아니지만, 일반적으로 5년 동안 재발 없이 생존한다면 완치의 가능성이 높다고 볼 수 있다.

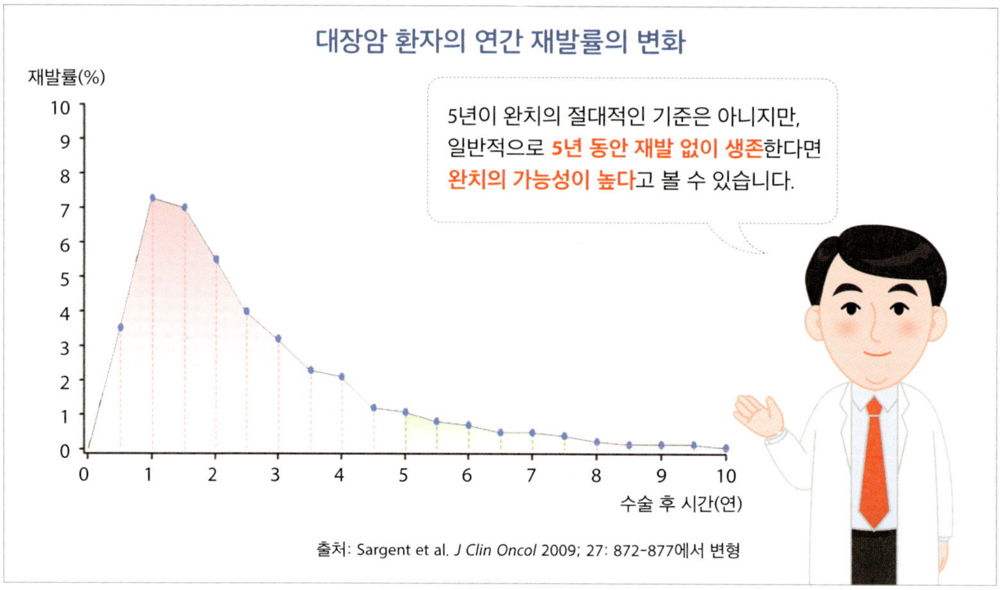

서울대학교암병원 환우의 **'나의 암 이야기' ❶**

좌절도 육종도 이겨낸 청년

20세 되던 해 처음 찾아간 병원에서 오진을 하여 암 진단과 치료가 1년 반 정도 늦어졌습니다. 이후 서울대학교병원에서 약물치료와 방사선 치료까지 같이했지만 몇 개월 동안 치료가 잘 되지 않았어요. 충분히 좌절할 수 있는 상황이었지만, 저는 병을 다르게 바라보고 '특별한 시간'을 가지기 시작했습니다.

처음에는 병이란 싸워 이겨야 할 적이라고 생각했는데, 생각해보니 '보살피고 달래야 할 상처' 같은 것이라는 생각이 들더군요. 내 몸은 나를 보호하려고 애썼을텐데 내가 계속 안 좋은 영향을 줘서 탈이 났을 거고, 이게 꼭 내가 만든 상처 같더라구요. 보듬어 낫게 해야 할 상처라는 걸 깨닫자 병에 대한 악감정이 사라졌고 마음이 편해졌습니다. 안 좋은 영향으로 생겼다면 좋은 영향으로 회복할 수 있겠다는 생각에, 눈 뜨고 잠들 때까지 "날씨 좋다!", "맛있네!" 같은 사소한 것들을 기분 좋게 소리 내어 말하고, '이번 검사 결과가 좋은 것 같은데, 다음에 갑자기 다 나았다고 하면 어쩌지?' 하면서 즐거운 상상을 했습니다. 처음엔 어색했지만 계속 하다 보니 기대감에 즐거워졌고, 실제로 비슷한 결과를 얻게 됐지요. 결국 '아하, 좋은 마음을 가지고 적절한 치료를 받으면 회복이 훨씬 빠른 것이구나'라는 걸 깨닫게 되었지요. 치료가 끝나고도 늘 좋은 생각과 말을 하고 있습니다. 지금 치료를 받는 여러분의 시간도 행복한 기대로 가득 찼으면 좋겠습니다.

우리나라의 10대 암에 대해 알려 주세요

우리나라에서 호발하는 10대 암(2020년 기준)에 대한 정보는 서울대학교암병원 홈페이지를 통해 더 자세히 확인할 수 있다. 다음에 제시된 QR 코드를 스캔하면 서울대학교암병원 홈페이지의 10대 암 정보로 연결되며, 각각의 암에 대한 자세한 정보(정의, 원인, 증상, 진단 및 검사, 치료, 경과 및 합병증, 치료 종료 후 관리, 예방 및 조기발견, 의료진 강조사항, 암 종류별 동영상 등)를 접할 수 있다. 관심 있는 암에 대한 자세하고 믿을 만한 정보는 이를 활용해 본다.

한국의 10대 암 정보(서울대학교암병원 홈페이지)

간암	갑상선암
담낭암(쓸개암)	대장암
신장암	위암
유방암	전립선암
췌장암	폐암

4 암은 왜 걸리나요?

암이 발생하는 원인에 대해서는 아직도 명확히 알려지지 않았고, 한두 가지로만 설명하기도 어렵다. 지금까지 알려진 바에 따르면 암은 장시간 동안 다양한 발암 원인에 의해 여러 단계를 거쳐 복합적인 과정으로 발생한다고 여겨진다.

알려진 발암 원인은 크게 유전인자, 면역, 나이 등의 내적 원인과, 환경적 요인 또는 발암물질을 포함하는 외적 원인으로 나눌 수 있다. 담배, 술, 방사선, 벤젠, 석면, 일부 바이러스, 헬리코박터균, 검게 탄 고기 등이 대표적인 발암물질이다. 이 발암물질들은 대부분 만성적인 염증을 초래하거나 세포의 DNA를 손상시켜 유전자 변화를 초래하는 물질들로 구성되어 있다. 특히 담배는 잘 알려져 있는 대표적인 발암물질로, 흡연자의 폐암 발생 위험은 비흡연자에 비해 15배 높다고 알려져 있다. 또한 폐암 외에도 구강/인후두암, 식도암, 신장암, 방광암, 췌장암 등 여러 다른 암과도 연관이 깊은 것으로 알려져 있다.

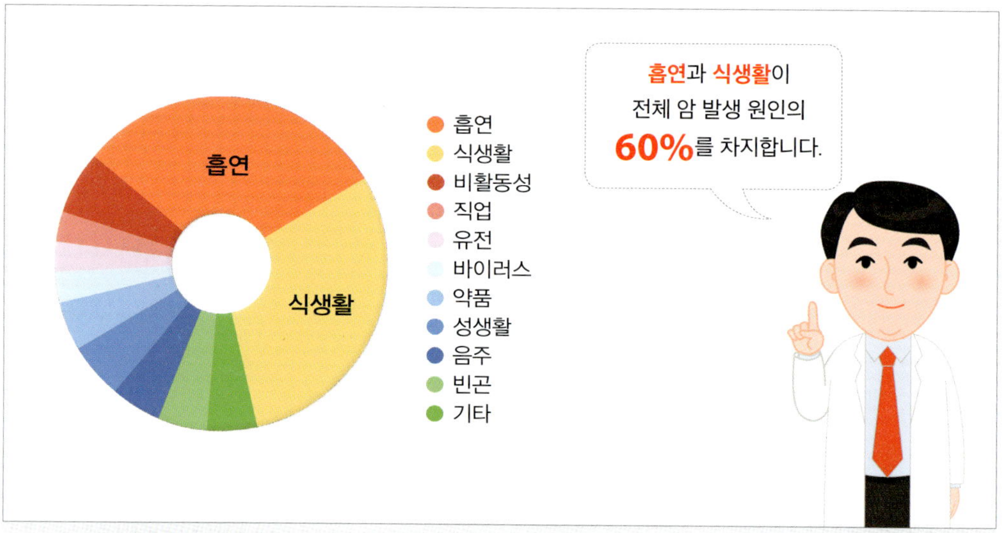

암 발생의 다양한 원인 암은 여러 가지 다양한 원인에 의하여 발생하지만, 이 중 흡연과 잘못된 식생활이 전체 암 발생 원인의 60%를 차지한다. 금연과 올바른 식습관의 중요성이 무엇보다 크다.

5 신체 부위별 암 증상이 궁금해요

대개의 암은 초기부터 통증 등의 증상을 수반하지 않는 경우가 많다. 암이 진행하면서 신경을 포함하는 장기를 침범하고 통증 또는 기능 저하가 동반되어 증상이 드러나는 경우가 많다. 암 종류별로 다 같은 증상을 일으킨다고 보기 어려우며, 거꾸로 같은 종류의 암이라 할지라도 여러 다양한 증상을 일으킬 수 있다. 따라서 모든 경우에 증상만으로 조기에 암을 의심하기는 어렵다. 그러나 일부 증상들은 암의 발생 또는 진행을 의심할 수 있는 예일 수 있으므로 주의를 기울일 필요가 있다.

서울대학교암병원 환우의 **'나의 암 이야기' ❷**

'긍정'으로 이겨낸 유방암 4기

어느 겨울 아침 갑자기 찾아온 가슴 통증. 왼쪽 가슴이 단단히 뭉치고 살짝 불그스름한 빛이 돌면서 옷깃만 스쳐도 에이는 듯한 느낌이 계속되어 병원을 찾았습니다.

설마설마 했지만 가슴은 말할 것도 없고 겨드랑이 임파선 조직검사에도 암이 발견됐다는 조직검사 결과는 말 그대로 청천벽력이었습니다. 모든 검사 결과 유방암 4기, 수술도 안 되는 상태였기에 항암치료가 먼저 시작되었습니다. 그때만 해도 저의 기도 제목은 "수술만 할 수 있게 해 주세요"였습니다.

힘들었던 항암치료를 9차까지 한 후 수술이 결정됐을 때 나는 물론이고 온 식구가 정말로 기뻐했던 게 생각나네요. 모든 치료를 마치고 처음 촬영한 CT 검사 결과 암이 보이지 않는다고 종양내과 교수님이 말씀하셨을 때 떨리면서도 느껴졌던 행복감은 말로 표현할 수 없을 정도였습니다. 교수님이 내 원래 상태에서 여기까지 오는 경우가 10명 중 한 명꼴이라고 말씀하셨을 때 더더욱 실감할 수 있었고요. 물론 전 재발 확률이 높고 앞으로 남은 치료 과정도 깁니다. 하지만 투병생활 동안 몸으로 배운 것이 있어요. 바로 긍정적으로 생활하고 적극적으로 치료받다 보면 조금씩 나아진다는 것입니다. 앞으로도 이런 긍정을 믿으며 건강하게 살겠습니다.

신체 부위별 암 증상

구강/인두/후두

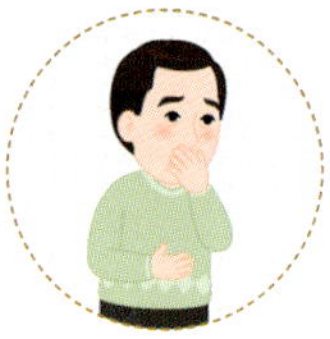

- 특별한 이유 없이 목소리가 변할 때
- 궤양이 오랫동안 잘 낫지 않거나 새로운 멍울이 만져질 때

호흡기계

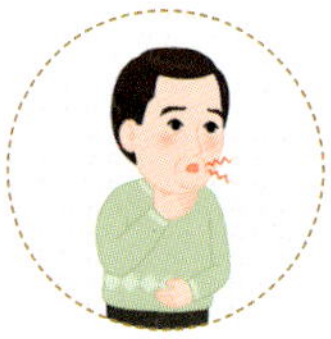

- 만성적인 기침
- 호흡곤란
- 혈담(피 섞인 가래), 객혈
- 흉통

소화기계

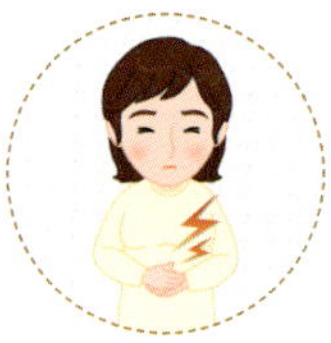

- 삼키기 어려운 증상이 발생, 진행할 때
- 식후 불편감이 지속될 때
- 만성적으로 진행하는 복부팽만감, 복통
- 배변습관의 변화(설사 또는 변비) 또는 대변이 가늘어질 때

유방

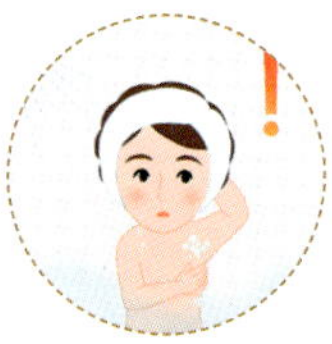

- 새로 만져지고 특히 점점 커지는 멍울이 있을 때
- 유두의 모양이나 크기가 변할 때
- 유방 피부에 울퉁불퉁한 변화가 생길 때

피부

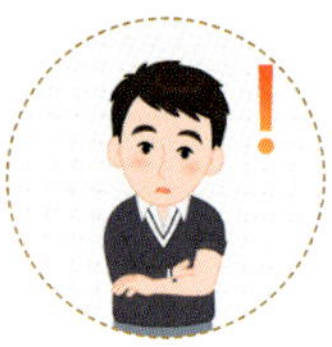

- 새로 점이 생기거나 있던 점이 커질 때
- 궤양이 오랫동안 잘 낫지 않을 때

전신 증상 및 기타

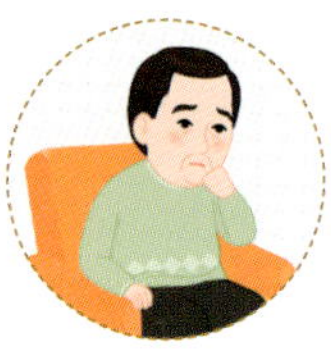

- 이유 없이 식욕이 저하되어 지속될 때
- 원인을 알 수 없는 심한 체중감소가 있을 때
- 야간 발한
- 심한 피로감
- 원인을 알 수 없는 출혈이 지속될 때
  (특히 대변 또는 소변에 피가 섞여 보일 때)

※ 두통, 피로, 체중감소, 복통 등은 일반적으로 발생할 수 있는 증상이지만 만성적으로 지속될 경우 암 검진이 필요할 수 있다.

6 암은 어떻게 진단하나요?

암의 진단 과정은 대략적으로 다음과 같다. 먼저 암이 의심되는 상황에서 문진 및 신체검진을 하고 의심되는 부위에 따라 전산화단층촬영(CT) 검사, 자기공명영상(MRI) 검사, 내시경 검사 등을 활용하여 암의 가능성을 일차적으로 판단한다. 암일 가능성이 높다고 판단되면 암의 확진을 위해 조직검사를 한다. 이러한 여러 전문적인 검사를 복합적으로 실시하여 종합적인 의학적 판단을 내린다.

흔히 CT나 MRI 검사만 하면 모든 암을 다 찾아낼 수 있을 것으로 생각하기 쉽지만, 그렇지 않다. 간암 등 일부 예외적인 암에서는 조직검사 없이도 암을 확진하는 경우가 있지만, 일반적으로는 암을 확실하게 진단하기 위해서 반드시 조직검사가 필요하다. 조직검사는 우리 몸의 암 조직을 채취해서 현미경으로 직접 세포를 관찰하는 검사로, 이를 통해서 암세포를 확인해야 암으로 확진을 내릴 수 있다. 특히 최근 조직검사를 통해 얻은 세포 및 유전자를 활용한 추가적인 검사 결과에 따라 해당하는 표적치료제를 사용하여 좋은 치료 효과를 기대할 수 있는 경우가 많아 조직검사의 중요성이 더욱 강조되고 있다.

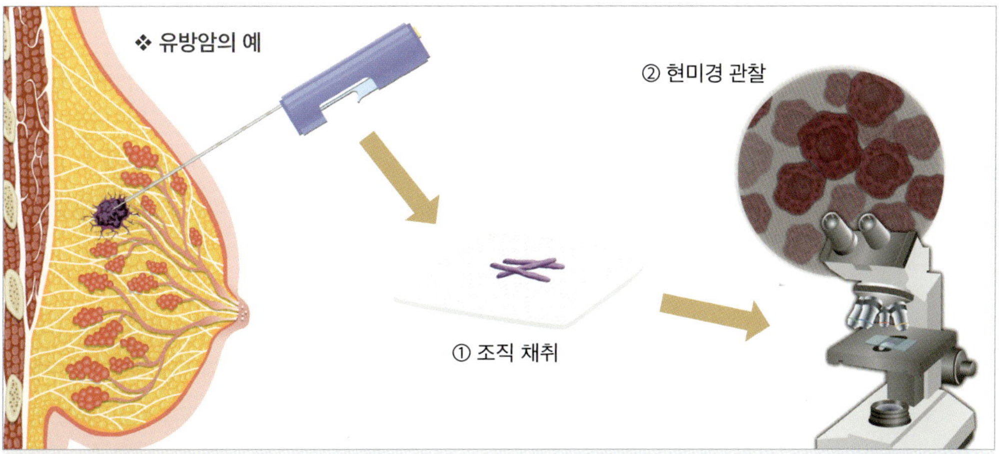

암 진단 암을 진단하기 위해 영상검사를 통해 일차적으로 암일 가능성이 있는지 판단하고, 확진을 위해 조직검사를 한다.

7 암 진단과 관련된 주요 영상검사에 대해 알려 주세요

암 진단에 있어서 영상검사는 진단이 의심될 때 이에 대한 확인에서부터 국소침범 범위 및 원격전이 확인 등 여러 목적으로 활용 가능하다. 검사의 종류에는 대표적으로 단순방사선(X-ray), 투시, 초음파, 전산화단층촬영(Computed Tomography, CT), 자기공명영상(Magnetic Resonance Imaging, MRI) 등의 영상검사와 뼈스캔(Bone Scan), 양전자방출단층촬영술(Positron Emission Tomography, PET) 등의 핵의학 검사가 있다.

- **단순방사선영상** 일반 흉부/복부 X-ray, 유방 및 뼈 X-ray 등을 포함하며, 검사가 쉽고 간단하며 해부학적 구조의 큰 변화를 관찰하기에 적합하다.
- **투시검사** 방사선 영상 투시하에 조영제를 주입하여 내부 장기의 모양, 위치, 움직임까지 관찰할 수 있으며, 투시하 내시경을 이용하는 내시경적 역행성 담췌관조영술(ERCP) 등의 경우 검사와 동시에 간단한 조작 및 시술도 할 수 있다.
- **초음파검사** 인체 내에 초음파를 보내 각 조직에서 반사되어 돌아오는 반사파를 수신하여 단면상을 재구성하는 방법으로, 방사선 노출 위험이 없고 진단 및 치료 목적의 여러 시술(생검, 흡인술 등)을 동시에 할 수 있다는 장점이 있다.
- **전산화단층촬영(CT)** 인체 여러 단면의 방사선 영상을 동시에 얻어 컴퓨터로 재구성하는 검사 방법으로, 인체의 해부학적 구조의 변형 정도를 비교적 쉽고 정확하게 파악할 수 있다는 장점이 있다. 연부 조직 내 작은 병변, 형태적 변화를 일으키는 종양, 농양, 출혈, 경색 등 여러 이상을 보다 자세히 확인할 수 있어 진단뿐만 아니라 수술 계획 및 치료 평가 등에 많은 정보를 제공한다. 주로 암이 있는 부위를 중심으로 흉부CT, 복부CT, 골반CT 등 신체 부위별로 구분하여 촬영하게 된다.
- **자기공명영상(MRI)** 인체 내의 특정 핵에서 기인한 자기장과 방사파의 상호작용을 기반으로 얻은 영상으로, 여러 단면의 단층 영상을 재구성한다는 점에서는 CT와 비슷하다. 그러나 MRI는 X선을 사용하는 CT와 달리 방사선 노출로 인한 위험이 없다는 장점이 있다. 특히 연부 조직의 해부학적 구조와 변형을 확인하는 데 CT보다 뛰어나 CT에서 충분한 정보를 얻기 어려운 뇌, 척수,

간 등의 전이 여부를 판단하는 데 유용하다. 따라서 MRI는 머리와 신경계를 비롯하여 전신의 혈관 계통뿐 아니라 복부 장기(간, 신장 등), 유방, 척추와 디스크, 사지의 뼈와 관절, 근육과 인대 등 국소부위 검사까지 폭넓게 이용되고 있다.

- **뼈스캔(Bone Scan)** 뼈의 대사 상태를 보여줄 수 있는 방사성동위원소를 주입, 특수카메라로 전신을 촬영하여 전체 뼈에서 문제가 일어나고 있는 부위를 찾아내는 데 활용한다. 암 전이가 있는 경우 검게 나타나 확인할 수 있고, 비교적 적은 방사선 양으로 모든 뼈를 한번에 검사할 수 있다는 장점이 있으나, 해상도가 떨어지고 관절염이나 골절 등 다른 문제가 있는 경우 암과 구분이 어렵다는 단점이 있다.

- **양전자방출단층촬영술(PET)** 방사성동위원소를 활용하여 종양세포의 대사 변화를 표시하는 방법으로, 전신의 암세포의 분포를 한눈에 파악하기에 유용하며, 암세포의 활동도를 평가하는 데에도 활용할 수 있다. 다만 CT 또는 MRI에 비해 해상도가 떨어진다는 단점이 있어서, 자세한 구조를 파악하기 위해서는 전신촬영 후 추가적으로 CT/MRI 등 국소부위를 정밀하게 촬영하는 검사가 필요한 경우도 있다.

- **PET-CT/PET-MR** 양전자방출단층촬영(PET)과 전산화단층촬영(CT) 또는 자기공명영상(MRI) 스캐너를 결합하여 촬영하는 방식으로, 두 가지 방법의 결합을 통해 보다 정확한 해부학적 정보 및 영상 보정이 가능하므로 검사 해석 시 병변의 위치를 정확하게 파악할 수 있다는 장점이 있다.

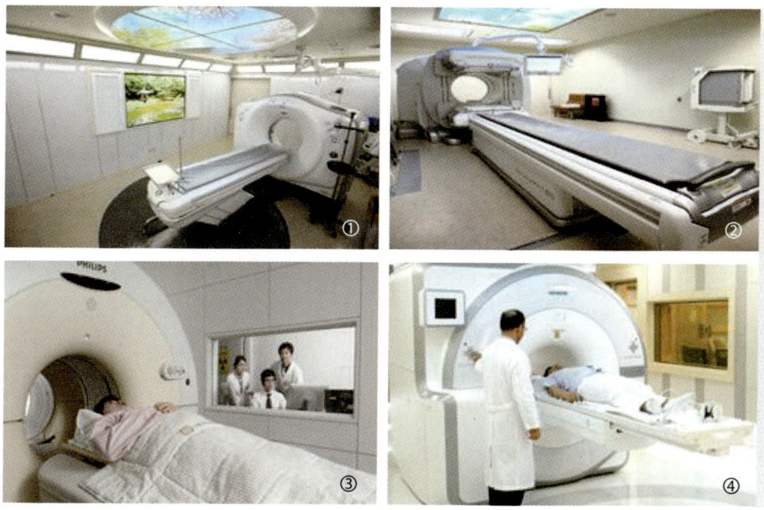

① CT
② SPECT
③ PET-CT
④ PET-MR

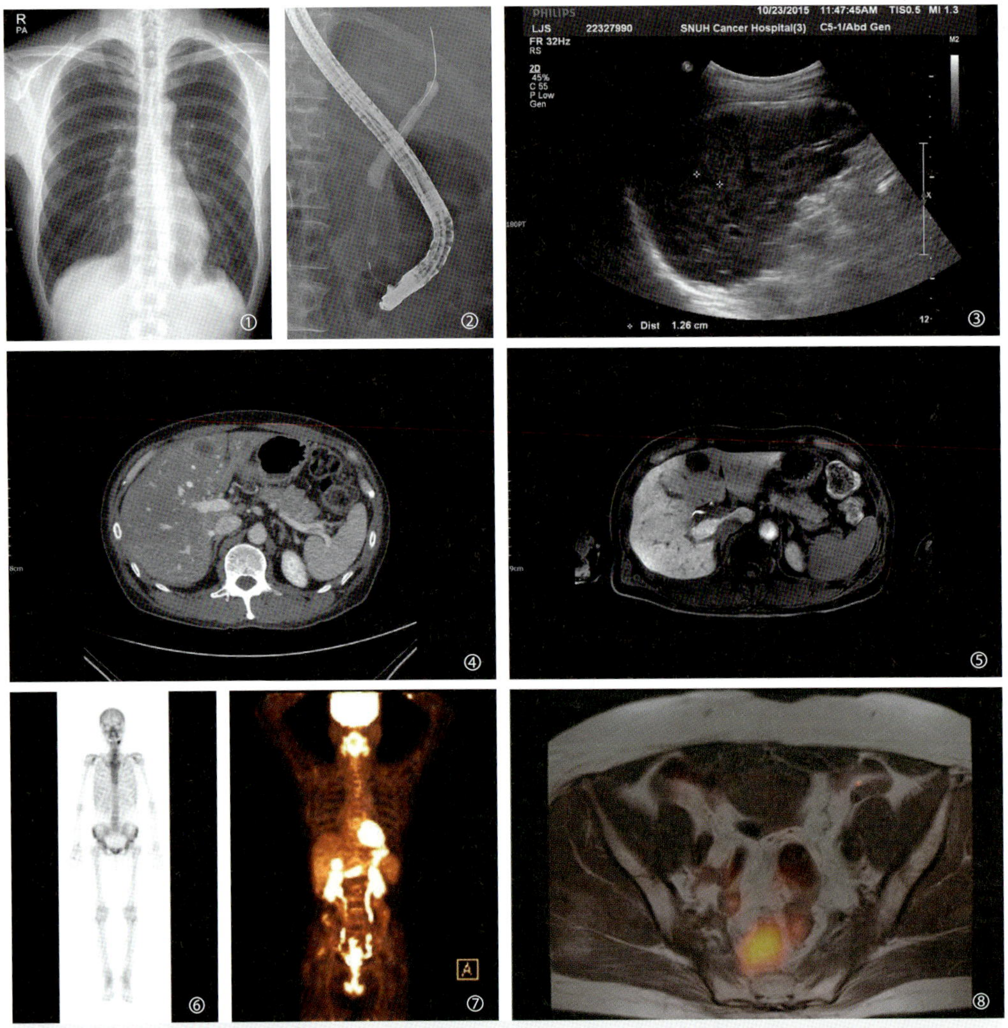

① 단순방사선(X-ray) 영상, ② 투시검사 영상, ③ 초음파 영상, ④ CT 영상, ⑤ MRI 영상, ⑥ 뼈스캔 영상, ⑦ PET 영상, ⑧ PET-MR 영상

암 진단 검사 관련 설명처방 동영상

흉부 방사선검사(CPA) 안내

복부 컴퓨터단층 촬영(CT) 안내

흉부 컴퓨터단층 촬영(CT) 안내

자기공명영상(MRI) 촬영 안내

SPECT–CT를 이용한 뼈스캔 안내

양전자방출단층 촬영술(PET–CT) 안내

위내시경검사 안내

대장내시경검사 안내

수면내시경검사 안내

조직검사 안내

8 혈액검사만으로 암을 진단할 수 있나요?

우리 몸에 암이 생기면 정상 상태에서는 존재하지 않는 특정 암단백질이 증가할 수 있다. 이와 같은 암단백질은 암 존재 여부를 파악하는 단서가 될 수 있다. 이러한 암 관련 물질을 종양표지자라고 하는데, 종양표지자는 체내 암세포의 존재를 간접적으로 반영해 주는 지표가 될 수 있어 쉽게 '암 수치'라고도 부른다.

종양표지자 검사는 혈액을 이용하여 시행하는 경우가 대부분이며, 경우에 따라서 흉수, 복수, 뇌척수, 소변 등 체액에서 검사하기도 한다. 현재 흔히 사용되는 종양표지자에는 CEA, CA19-9, PSA, NSE, AFP, HCG, CA15-3, CA125 등이 있다.

그러나 이러한 종양표지자 검사는 암을 확진할 수 있는 검사는 아니며, 아직까지 많은 한계점이 존재한다. 특정 종양표지자가 상승해 있을 경우 암이 있을 가능성이 높다고 할 수 있으나, 100% 암이 있는 것은 아니다. 반대로 종양표지자가 상승해 있지 않다고 해서 암을 100% 배제할 수 있는 것은 아니다.

종양표지자 검사로 모든 암을 찾아낼 수는 없다. 또한 종양표지자 검사 결과의 해석은 임상적인 정황, 영상검사와 더불어 판단해야 하는 전문적인 분야이며, 종양표지자 검사를 맹신해서도 안 된다. 하지만 검사 방법이 비교적 간단하고 적은 비용으로 검사가 가능하다는 장점이 있다. 특히 이전 수치와의 비교로 알 수 있는 증가 또는 감소 여부가 치료 효과 예측 및 재발 여부 감시 등에 추가적인 정보를 제공한다는 점에서 유용하다.

종양표지자 검사 안내

9 암의 병기(1~4기)는 어떻게 결정되나요?

암이 확진되면 암세포가 우리 몸에 퍼진 정도에 따라 암의 진행 단계를 결정하는데, 이를 '병기'라고 한다. 암의 진행 단계에 따라 수술, 방사선 치료와 같은 암 부위에 대한 직접적인 치료 방법을 사용할지, 항암화학요법과 같은 전신치료 방법을 사용할지 치료 방침을 결정한다. 또한 완치 가능성 및 장기적인 예후(치료에 대한 반응 및 결과)를 평가하는 등의 의사결정 역시 암의 진행 단계에 따라 이루어지므로, 암의 병기를 정확하게 평가하는 일은 매우 중요하다. 암은 처음 생긴 장기에서 시작하여 주변 부위로 파고들고, 혈관과 림프절을 따라 먼 위치의 장기까지 퍼지기도 한다. 따라서 내시경, 초음파 및 CT, MRI, PET 등 여러 영상검사를 활용하여 주변 침범의 정도와 전신에 얼마나 퍼져 있는지 등을 평가한다.

암의 진행 단계를 표시하는 방법은 암의 종류에 따라 다양하지만 일반적으로는 TNM법을 사용하여 1기, 2기, 3기, 4기로 나눈다. T(Tumor, 종양)는 원발 장기에서 종양의 크기와 침윤 정도를, N(Node, 림프절)은 주위 림프절로 얼마나 퍼졌는지를, M(Metastasis, 전이)은 몸의 다른 장기로 암이 퍼졌는지 여부를 의미한다. 각 암의 종류에 따라 여러 검사의 결과로 TNM법에 의한 암의 상태가 평가되면 TNM 정보를 종합하여 1기, 2기, 3기, 4기로 진행 단계를 결정하게 된다.

이렇게 최종적으로 결정된 병기에 따라서 암을 어떻게 치료할지 정하게 된다. 일반적으로 암이 원발 부위에 국한되어 있는 3기 이내의 병기라면 수술 등 적극적인 치료를 통하여 제거하는 것이 최선이며, 이후에 병기에 따라 재발 방지를 위한 보조 치료를 계획한다. 수술을 하는 경우 정확한 병기는 수술 후 조직검사를 통해 병기가 재평가되므로 수술 전 검사 결과로 평가한 병기와 달라지기도 한다. 하지만 이미 다른 장기에 전이되어 있는 4기 상태라면 수술, 방사선 치료 등의 국소치료보다는 항암화학요법 등의 전신치료가 중요하다. 이와 같이 구체적인 치료전략을 수립하기 위해 병기 설정은 매우 중요하며, 이 외에도 장기적인 예후 예측을 위한 정보로 활용된다.

❖ 유방암의 예

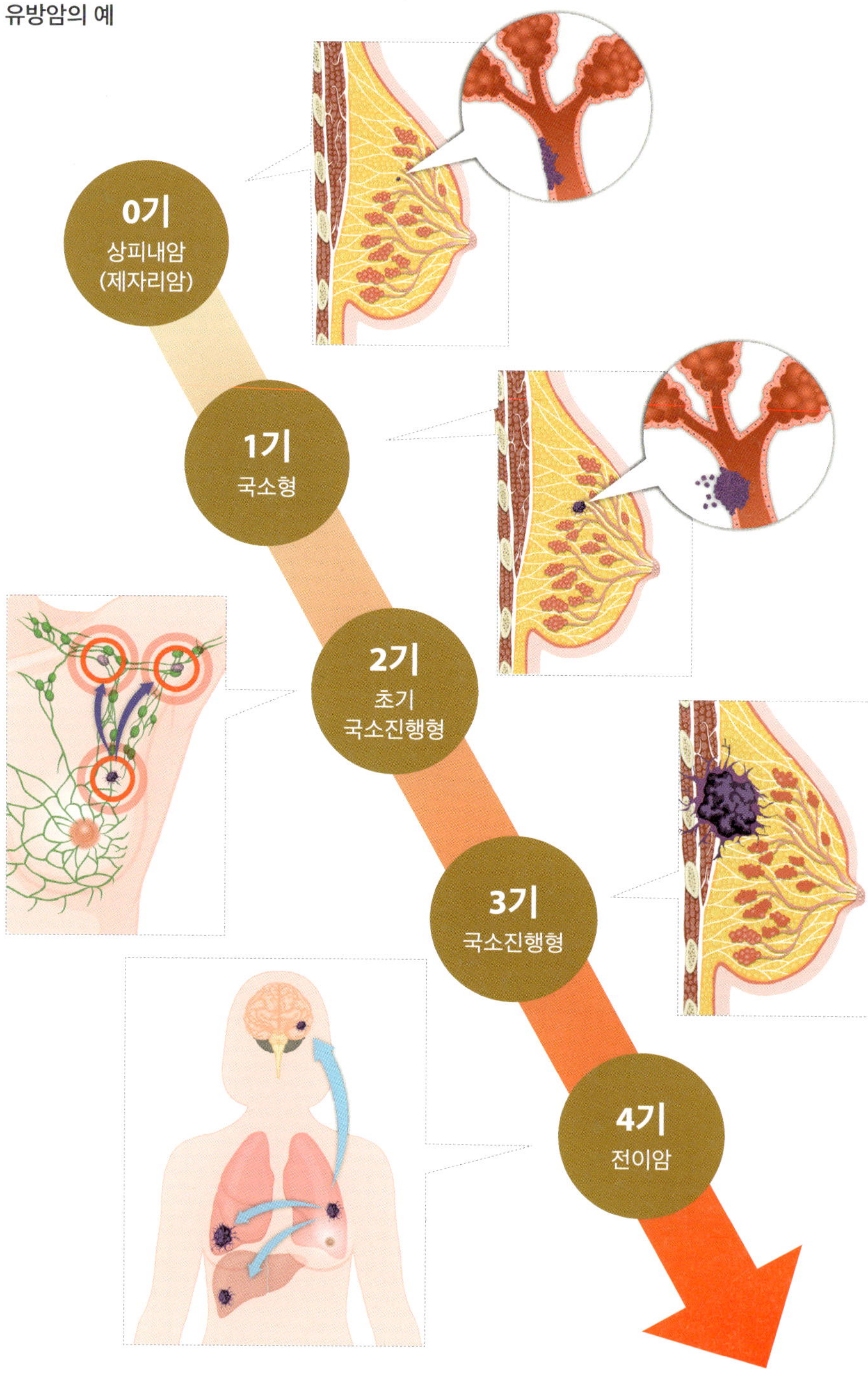

암의 병기 - 암 진행에 따른 병기 설정

10 전이암, 4기암, 재발암, 이차암, 말기암은 어떻게 다른가요?

전이암, 4기암, 재발암, 이차암, 말기암 등의 용어는 종종 혼용되고 있지만, 명확히 같은 의미는 아니다. 의료진과 환자가 보다 효과적으로 의사소통을 할 수 있도록 이 용어들의 정확한 의미를 구분하고자 한다.

- 전이암 기존의 암세포가 혈관, 림프 등을 타고 원발 부위와 다른 원격 장기에 옮겨가서 덩어리를 형성하고 있는 경우를 뜻한다.
- 4기암 암 종류별 병기 설정 시스템에 따라 병기가 4기인 암을 일컫는 말이다. 일반적인 병기 설정 시스템에서 4기암은 전이가 있는 상태를 뜻하는 경우가 대부분이므로 전이암과 같은 의미인 경우가 많다.
- 재발암 근치적(완치) 목적의 치료 후 재발한 경우를 뜻한다. 원래 암이 있던 곳에서 재발하기도 하고, 또는 다른 장기에 전이되어 재발하기도 한다.
- 이차암 원래 치료하였던 암의 진행과는 관계없이 새로 발생한 암을 의미하며, 원발 부위 또는 조직형이 다른 별개의 암을 일컫는다. 따라서 치료 중이던 암의 원발 부위와 다른 위치에 생겼다 하더라도 전이암 혹은 재발암과는 다른 상태이며, 이차암에 대해서는 별개의 병기 설정 및 치료 계획을 수립하게 된다.
- 말기암 여러 치료에도 불구하고 이미 암이 진행되어 이로 인한 증상 및 전신 상태가 악화됨으로써 3~6개월 이내에 사망할 것으로 예상되는 상태를 의미한다.

이와 같이 전이암, 4기암은 거의 같은 의미인 반면, 말기암은 완전히 다른 상황을 의미하므로 주의해야 한다. 암 종류 및 상황에 따라 전이암에서도 원발 부위와 전이 부위에 대한 적극적인 치료를 통하여 완치에 가까운 성적을 기대할 수 있는 경우가 있다. 재발암 역시 국소 재발 부위를 적극적으로 치료해 양호한 예후를 기대할 수 있는 경우가 있다. 더군다나 최근에는 표적치료제를 포함한 약제를 포함하여 여러 효과적인 치료 방법이 개발되고 있어, 완치는 아니더라도 상당히 긴 시간 동안 병이 진행되지 않고 생존하는 경우가 늘고 있다. 따라서 완치가 어렵다고 전이암, 4기암 또는 재발암을 무조건 말기암으로 간주하는 것은 정확하지 못한 인식이다.

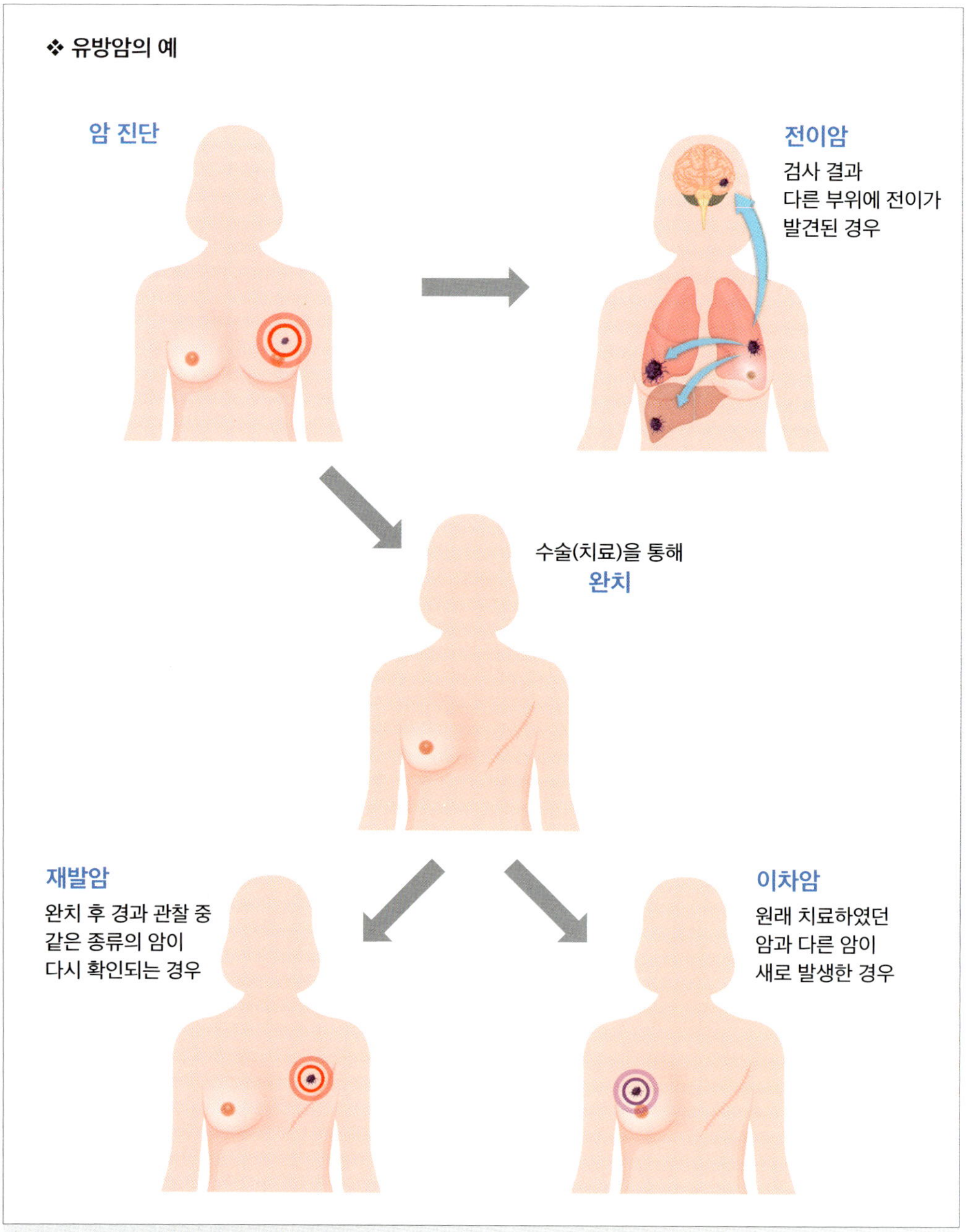

암 진단과 전이암, 재발암, 이차암

11 암치료는 어떻게 결정하나요?

앞서 설명한 것과 같이 여러 검사를 통하여 암이 확진되고 병기가 설정되면 암치료의 방향을 결정하게 된다. 크게는 완치 목적의 치료가 가능할 것인지, 증상의 완화가 목적인지를 결정하고, 진단 및 병기, 상황에 따라 구체적인 치료 전략을 수립한다. 치료 방향은 암 진단 및 병기뿐만 아니라 환자의 증상, 나이, 전반적인 건강 상태, 동반 질환 등의 정보를 함께 파악하고 환자의 거주지를 포함한 사회경제적 상황까지 전반적으로 고려하여 가장 적절한 치료 방법을 결정한다.

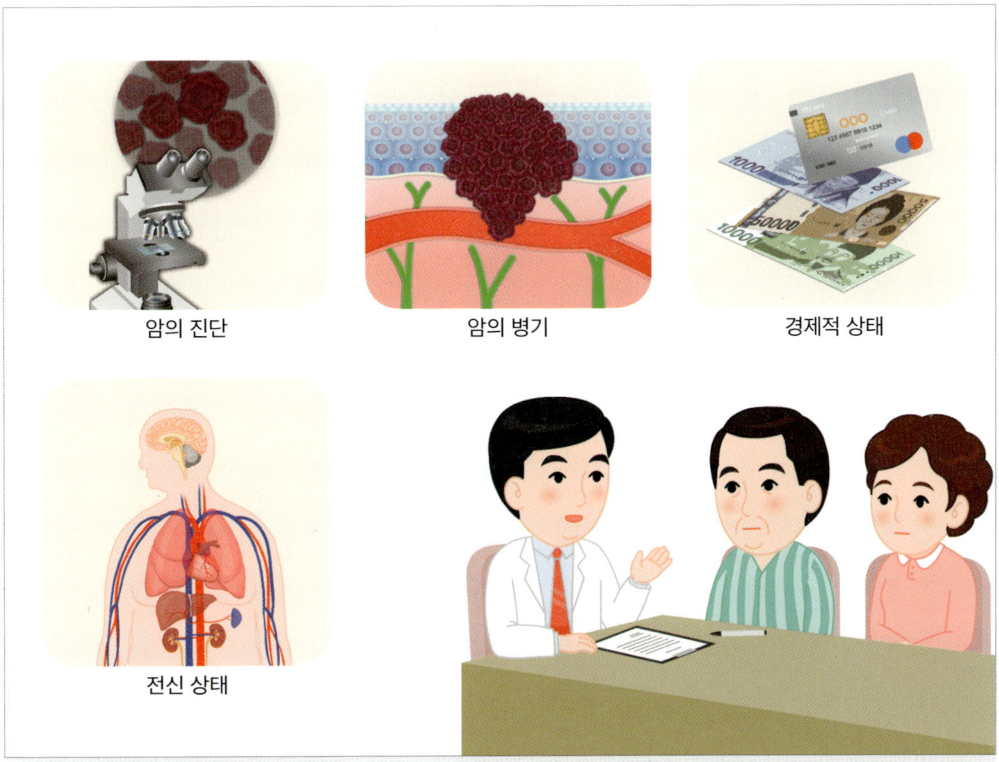

암치료를 결정할 때 고려할 사항

12 암치료 방법에는 어떤 것이 있나요?

암치료 방법에는 수술, 방사선 치료, 항암화학요법 등을 포함하여 여러 가지가 있으며, 크게 국소치료와 전신치료로 나누어 볼 수 있다.

▶ 국소치료(수술, 방사선 치료 등)

말 그대로 암 덩어리가 있는 국소부위를 목표로 하여 암 덩어리를 직접 제거하거나 줄이기 위한 치료이다. 국소치료의 방법으로는 수술과 방사선 치료가 대표적이다. 이 외에도 방사선 치료의 일종으로 볼 수 있는 감마나이프, 수술이나 방사선 치료는 아니지만 암 덩어리를 직접 조준하여 죽이는 색전술(TACE), 고주파열치료술(RFA), 냉동소작술 등 여러 방법을 상황에 따라 활용할 수 있다.

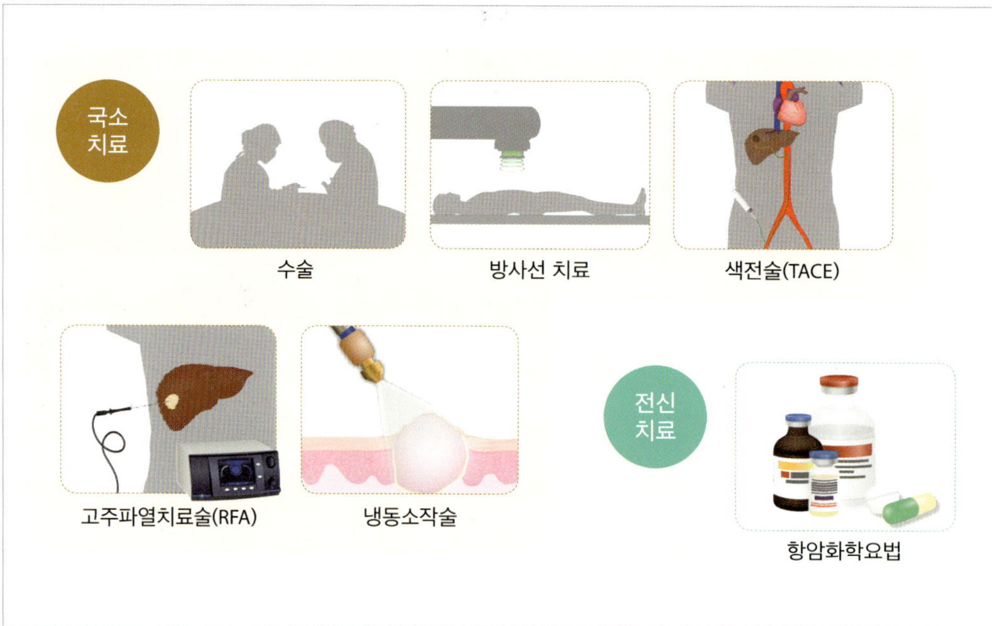

암치료 방법(국소치료/전신치료)

▶ 전신치료(항암화학요법)

일반적인 항암치료 및 표적치료, 항호르몬 치료, 면역치료 등을 포함한다. 경구투약, 주사 등의 방법을 통해 전신에 작용하는 치료 방법으로 다음과 같이 세 가지 경우에 이용된다.

- 이미 전이되어 전신에 암세포가 있을 것으로 판단하는 경우 이용한다.
- 수술 전 치료 효과를 향상시키거나 수술 범위를 줄여 수술을 용이하게 하는 목적으로 활용한다.
- 수술 후에도 남아 있을 수 있는 눈에 보이지 않는 작은 전이세포를 제거함으로써 재발 가능성을 줄이기 위해 활용한다.

서울대학교암병원 환우의 **'나의 암 이야기' ❸**

암을 이겨낸 젊은 아빠(고환암)

2012년 만 서른에, 아직 배 속에 있는 둘째까지, 두 아이의 아빠였던 저는 고환암 진단을 받았습니다. 폐까지 전이된 상태. 15회에 걸친 항암치료가 너무 고통스러웠는데 어떻게 버텼는지 모르겠습니다. 갓 태어난 아이와 놀아줘야 할 때 합병증으로 입원하기 일쑤였고, 경제활동도 전혀 할 수 없었지요.

하지만 늘 아내와 아이들에게 돌아가겠다는 목표로 치료를 받았고, 지금은 통원치료를 하며 회사도 다니고 있습니다. 가끔은 힘들 때도 있지만, 아팠던 시간을 생각하면 지금은 천국이라고 생각합니다.

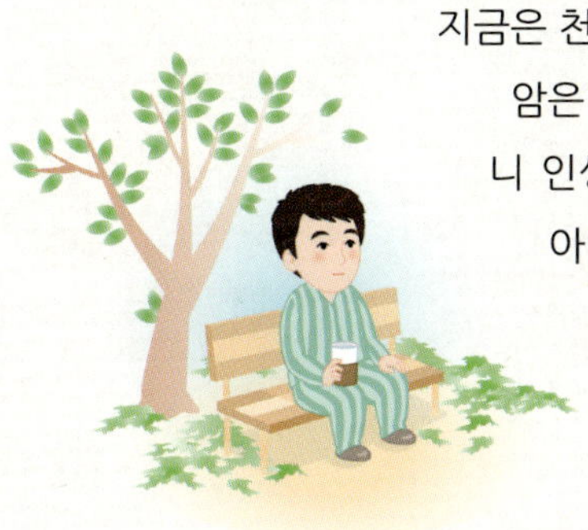

암은 저와 가족 모두에게 시련을 주었지만, 이겨내고 나니 인생이 한층 깊어졌습니다. 이제 바람이 있다면 훗날 아이들이 자라서 "암을 이겨낸 우리 아버지, 철인3종 경기 선수보다 더 용감하세요"라고 말해줬으면 좋겠다는 것입니다.

13 임상시험이란 무엇인가요?

새로운 치료법이 효과적인지 그리고 안전한지를 증명하기 위해서는 임상시험이 반드시 필요하다. 즉 임상시험을 거친 항암제만이 암환자의 치료에 사용될 수 있다. 따라서 임상시험은 신약 개발의 필수적인 단계이다.

종양 임상시험은 다음과 같이 1상, 2상, 3상의 세 단계로 진행된다.

- **1상 임상시험** 새로운 항암제의 최적 용량을 결정하고 가장 효과적인 치료 대상이 될 수 있는 종양을 탐색하는 단계
- **2상 임상시험** 새로운 항암제가 특정 종양에 어느 정도의 치료 효과가 있는지 확인하는 단계
- **3상 임상시험** 1상과 2상 임상시험을 거친 항암제를 기존의 표준치료와 비교하는 단계

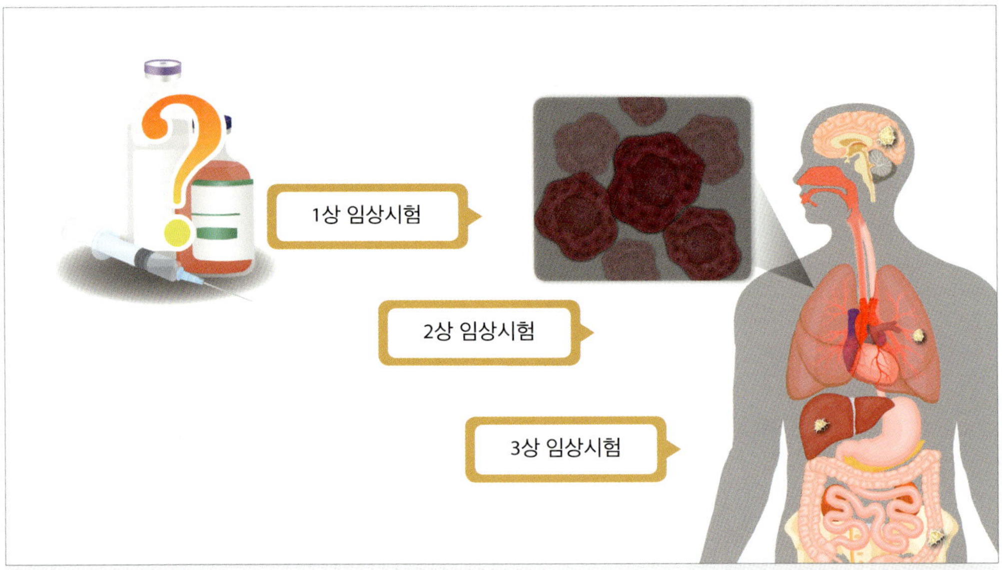

종양 임상시험의 세 단계

모든 항암제는 이러한 세 단계를 거쳐 진료에 적용된다. 환자의 상태에 따라 담당의사가 1~3상 중 적절한 임상시험을 고려하게 된다.

종양 임상시험에 참여하여 환자가 얻는 장점은 새로운 암 치료법의 효과를 가장 먼저 경험할 수 있다는 것이다. 좋은 효과가 기대되나 아직 시판되지 않은 약에 대한 실질적인 접근 경로가 될 수도 있다. 그러나 기대보다 좋은 치료 효과를 보지 못하는 경우도 있고, 드물지만 예상하지 못한 부작용을 경험하게 되는 경우도 있다. 따라서 임상시험의 참여는 담당의사와 임상시험에 따른 잠재적인 이득과 위험에 대해 충분히 상의한 다음 결정해야 한다.

서울대학교병원 의생명연구원 홈페이지

http://ctc.snuh.org/

서울대학교암병원 환우의 **'나의 암 이야기' ❹**

고등학생이 된 한 살배기 신경모세포종 환아

1998년 10월 한 살배기 아들이 신경모세포종 말기 진단을 받았습니다. 처음에는 많이 막막했지만 포기하지 않았습니다.

"신경모세포종 3기일 때 완치율을 15%로 봅니다. 말기이기에 뭐라 말씀드릴 수 없지만, 아무리 완치율이 낮아도 그 확률에 포함되면 완치될 수 있습니다. 그것만 생각하고 절대 포기하지 마세요."

의사 선생님 말씀이 저희 가족에게 큰 용기와 힘을 주었습니다. 그 덕분에 좌절하지 않고 치료를 받았고, 6차에 걸친 항암치료 결과도 좋았습니다. 더 큰 희망을 갖고 이어진 수술과 고용량 항암치료, 조혈모세포 이식 수술, 면역치료에서도 최선을 다했습니다. 그리고 올해 아들은 고등학생이 되었습니다. 병을 이기고 정말 건강하게 잘 자라 주었지요. 덕분에 그때의 어려움을 잊고 살아갑니다.

환우 여러분, 포기하지 마십시오. 아직 포기하기엔 너무 많은 날들이 남아 있습니다. 희망을 가지고 최선을 다하면 꿈이 이뤄질 것이라고 믿습니다.

14 자연치유나 대체요법을 병행해도 되나요?

병원에서 일반적으로 활용하는 치료 방법들은 과학적인 근거를 기초로 하여 여러 환자를 대상으로 효과와 부작용에 대한 검증 및 경험이 쌓인 결과물이다. 따라서 안전한 범위 내에서 최선의 효과를 기대하는 방법이라고 할 수 있다.

반면 자연치유, 대체요법 등은 효과에 대한 충분한 과학적 근거가 없는 치료들이 대부분이며, 임상적인 근거도 충분치 않고 안전성이 검증되지 않은 것들이다. 더군다나 계획 중인 병원치료와 병행하여도 안전한지, 치료의 효과를 떨어뜨리지는 않은지에 대해 알려진 바도 없다. 대체요법의 부작용은 적지 않게 관찰되어 왔으며, 특히 일부 요법의 경우 간이나 신장 기능에 좋지 않은 영향을 미쳐서 병원치료의 독성을 오히려 증가시키거나, 계획하였던 치료가 중단 혹은 지연되도록 하는 경우도 있다. 따라서 치료 중 자연치유 또는 대체요법의 병행은 추천하지 않는다.

더 자세한 암 종류별 의학정보에 대해 알고 싶어요

서울대학교암병원에서는 암환자와 가족을 위해 서울대학교병원 의료진이 개발한, 신뢰할 수 있는 암 관련 정보를 지속적으로 제공하고 있다. 암정보교육센터 주도로 16개 암 종류별 센터 및 10개 통합암센터와 협력하여 41가지의 암 종류별 의학정보를 개발하였다. 서울대학교암병원 암정보교육센터 홈페이지에 접속하면 다양한 암 관련 의학정보를 만날 수 있다.

서울대학교암병원
암정보교육센터
암종별 의학정보

http://cancer.snuh.org/ceic/cainfo/

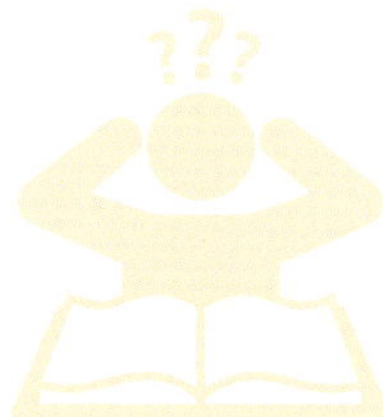

암치료 성공을 위한 나의 세 가지 노력(대장암)

저는 50대 남성입니다. 오늘은 그동안의 치료 결과를 듣고 6개월 후의 정기검진을 예약했습니다. 지난 8개월 동안을 생각하니 감격스러운 마음과 함께 항암화학치료 부작용으로 손발이 저려 글씨를 잘 쓸 수 없지만 마음을 다잡으며 이렇게 적어봅니다.

저는 지난해 7월 대장암 3기 판정을 받은 후 수술을 하고 6개월간 8회에 걸쳐 항암치료를 하였습니다. 항암치료 과정에서 하루도 연기하지 않고 제 날짜에 치료를 하였고, 오늘 모든 면에서 괜찮다는 이야기를 들었습니다. 치료를 잘 마치기 위해 나름대로 세 가지 노력을 기울였던 것이 도움이 되지 않았나 싶습니다.

첫째는 긍정적인 생각, 편안한 마음입니다. 암 선고를 받은 날 저녁은 뜬눈으로 밤을 새웠습니다. 긍정적으로 생각하기로 하고 대장암 수술을 맹장 수술처럼 생각하자고 다짐했지요.

둘째는 입에 맞는 것을 찾는 것이었습니다. 수술이 끝나고 10일 만에 퇴원하여 집에 오니 몸무게가 10kg이나 빠져 있었습니다. 우연히 쇠고기에 딸려온 파무침과 소스가 입에 맞아 초반에 구토를 이겨내고 체력을 회복하는 데 큰 도움이 되었습니다. 그리고 중반에는 단감이 입에 맞아 많이 먹었고, 마지막에는 고구마가 도움이 되었습니다. 이것저것 먹다보면 입에 맞는 음식을 찾을 수 있습니다.

셋째는 매일 1m씩 더 걸으며 운동하는 것이었습니다. 누워만 있다 보면 몸과 마음이 모두 축 처지는 것을 느낄 수 있는데, 걸어야 낫는다고 생각하고 필사적으로 걸었습니다.

긍정적인 생각과 편안한 마음, 입에 맞는 건강한 음식 찾아 잘 먹기, 꾸준한 운동. 앞으로도 이 세 가지를 잊지 않고 꾸준히 실천하여 건강 관리를 하려고 합니다.

내가 할 수 있는 것이 무엇일까 생각해 보면서 적극적으로 나의 인생을 살아가는 것, 내 인생의 주인이 되는 것은 참 멋진 일입니다.

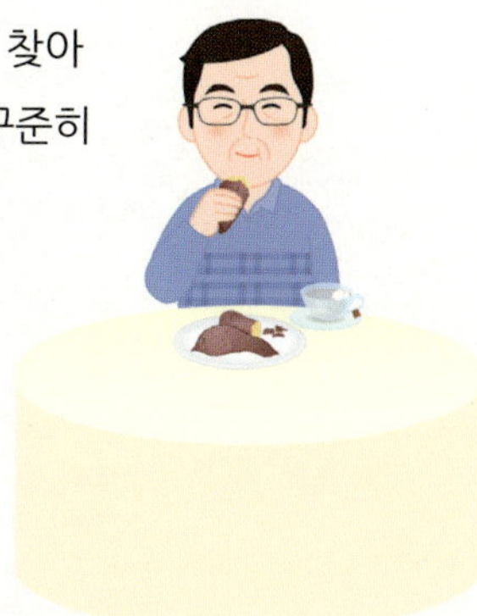

02

암치료에 대해 자세히 알려 주세요

암치료는 크게 국소치료와 전신치료로 나눌 수 있다. 국소치료에는 암을 제거하는 수술 및 암에 방사선을 쪼여 암 크기를 줄이거나 제거하는 방사선 치료가 있다. 전신치료에는 항암제, 표적치료제, 호르몬제, 면역치료제 등 약물을 투여하여 암 성장 억제, 암 크기 감소, 암 사멸, 재발 예방 등의 목적으로 시행하는 항암화학요법이 있다. 혈액암이나 일부 림프종의 경우 조혈모세포 이식을 하기도 하며, 소아암의 경우에는 성인이 진단받는 암과 특성이 다르므로 진단과 치료, 관리가 다르게 진행된다. 이 장에서는 암치료에 대해 구체적인 정보를 제공하여 치료에 대한 궁금증을 해소해 보기로 한다.

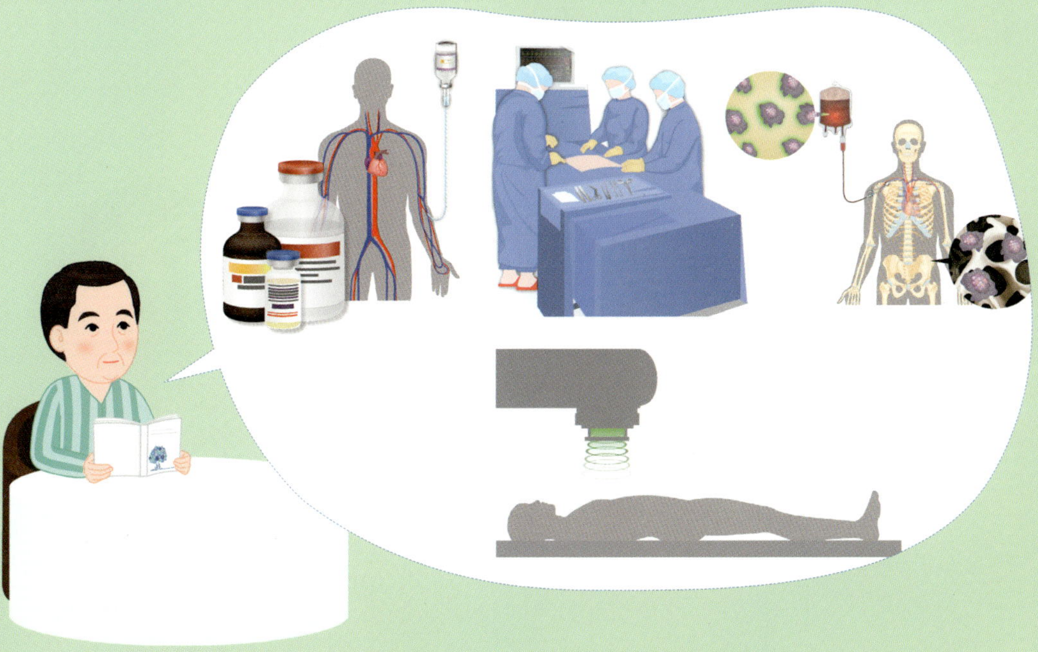

1 암 수술에 대해 알려 주세요

암 수술의 원칙 – 근치적 수술

암 수술의 원칙은 종양뿐만 아니라 그 주변 부위를 완전히 절제하는 것이 기본이다. 수술 중 암세포가 다른 곳으로 퍼지는 것을 방지하기 위해 종양 부위를 포함하여 주변 부위까지 충분히 절제하며, 림프관 또는 혈관을 통해 암세포가 퍼지는 것을 최소화해야 한다.

암세포를 안전하게 절제하기 위해서는 수술 시 원발암 주변의 정상 조직을 충분히 포함하여 완전히 절제하는데, 이를 근치적(根治的) 수술이라고 한다. 절제한 면은 절제 후 암이 미세하게 남아 있을 가능성이 높기 때문에 암 종류에 따라서는 수술 중 동결절편검사(응급조직검사)를 통해 암 침범 여부를 확인하기도 한다. 암 종류에 따라 주변 림프절을 충분히 절제해야 하며, 필요에 따라 주변 장기를 절제하기도 한다. 수술 전에 암에 대해 조직검사를 하였다면 조직검사를 시행한 경로에 있는 조직도 함

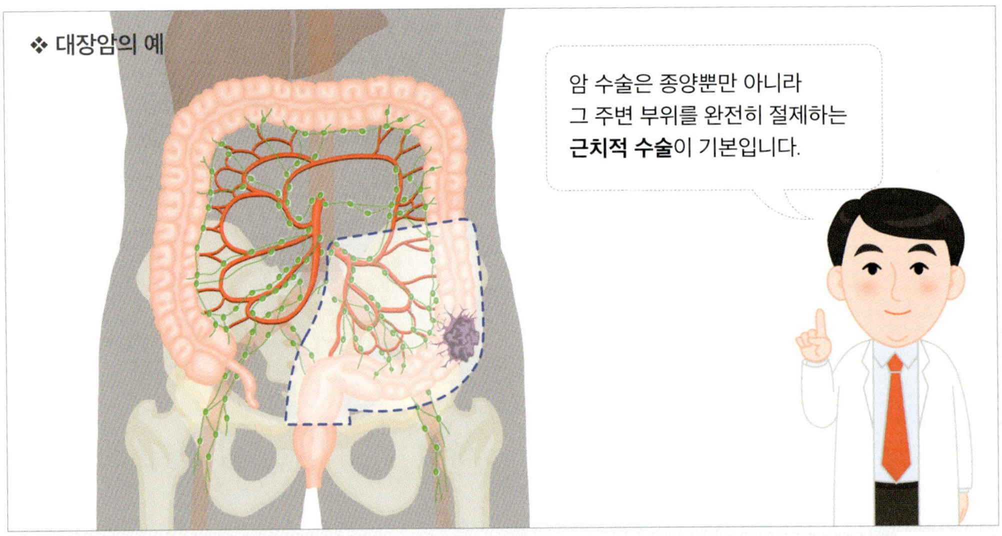

암 수술의 원칙 - 근치적 수술

께 절제한다. 수술적 치료는 다른 치료들과 병합할 때 그 결과를 향상시킬 수 있다. 그러므로 암의 전체 치료 과정을 고려하여 수술적 치료를 한다.

일부 전이암에 대해서도 간, 뇌 또는 폐와 같은 부위에 전이된 병변이 많지 않고 절제가 가능한 경우 수술적 절제를 하여 좋은 결과를 기대할 수 있다. 전이암에 대한 수술의 경우에는 종양의 조직학적 특성, 무병 기간(암치료 후 전이암이 발견될 때까지의 기간), 종양의 증가 속도, 위치, 크기, 병의 진행 정도 등 여러 요소를 같이 고려해야 한다.

일반적인 개복(개흉) 수술과 최소침습 수술

개복(개흉) 수술은 전통적인 표준 수술 방법이다. 하지만 일부 암에 대해서는 최소침습 수술을 시행할 수 있다. 최소침습 수술은 작은 절개 창을 통해 소형화된 하이테크 이미지 시스템을 이용하여 수술 시야를 확보하고 다양한 기구로 수술하는 방법을 말한다. 최소침습 수술의 종류로는 흉강경 수술, 복강경 수술, 로봇 수술 등이 있으며, 개복 수술의 비해 창상(절개 부위)의 크기를 줄임으로써 수술 후 외상 및 통증을 줄이고 회복 기간을 단축할 수 있다는 장점이 있다.

- **흉강경 수술** 흉벽에 작은 절개 창을 내고 내시경 장비를 넣어 수술하는 것으로, 흉벽의 조직이나 흉수를 얻거나 폐 표면의 작은 종양에서부터 폐의 일부를 절제하는 수술까지 가능하다.
- **복강경 수술** 복강 안에 이산화탄소 가스를 주입하여 공간을 만들고 복강경을 이용하여 시야를 확보한 뒤 투관 침으로 기구를 삽입하여 시행하는 수술을 말한다.
- **로봇 수술** 투관 침을 이용하여 수술 부위에 접근하는 원리는 복강경 수술과 같다. 단지 복강경 기구가 아닌 로봇 시스템을 장착하고 이 로봇 시스템을 직접 손으로 조작하여 시행하는 수술이다. 로봇 수술의 이점으로 손떨림 감소, 동작의 축소, 좁은 복강 내에서 여러 방향으로 꺾여 움직일 수 있는 로봇 팔의 자유도 증가 등이 있다. 일부 암 수술에서는 복강경 수술 대비 로봇 수술의 장점이 인정되기도 한다. 하지만 수술 비용이 고가라는 단점이 있으며, 로봇 수술의 장점에 대한 복강경 수술과의 과학적인 비교연구가 지속적으로 필요하다.

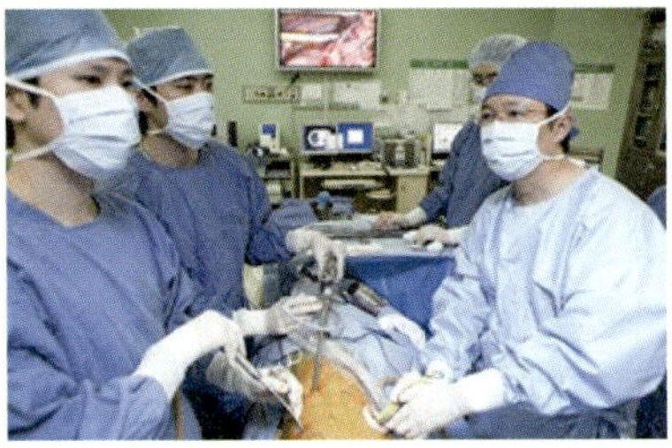

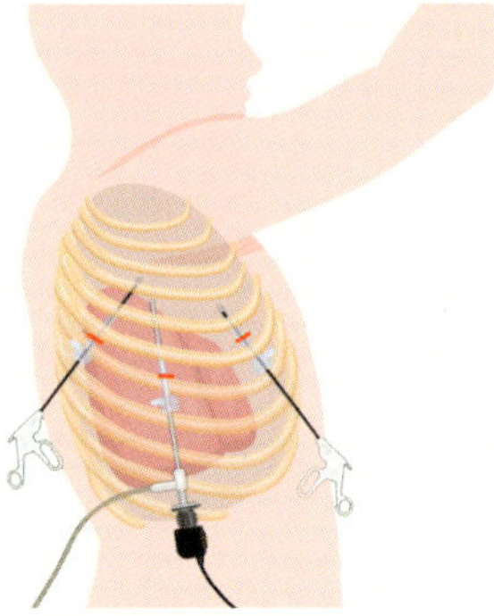

흉강경 수술

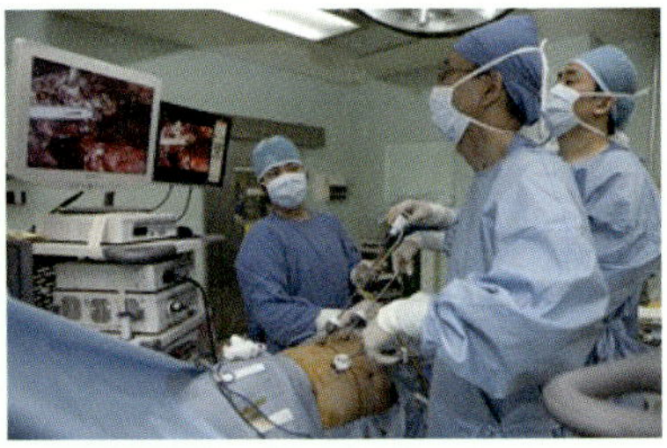

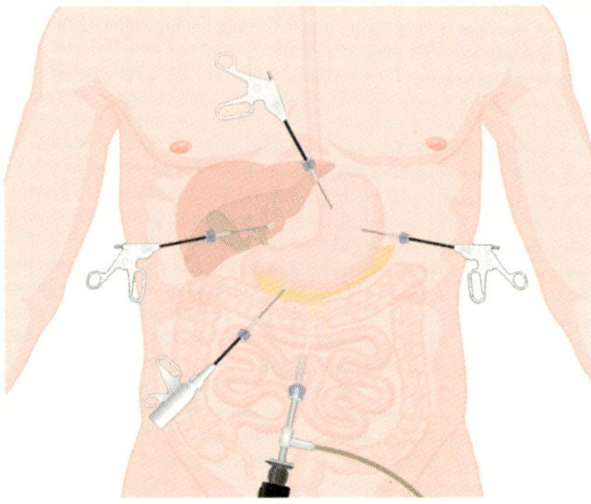

복강경 수술

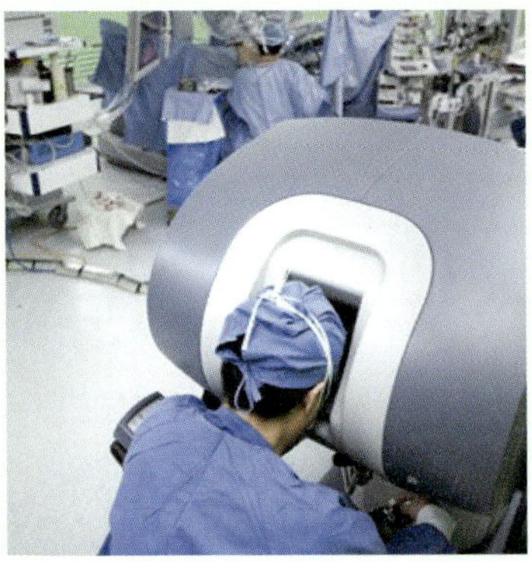

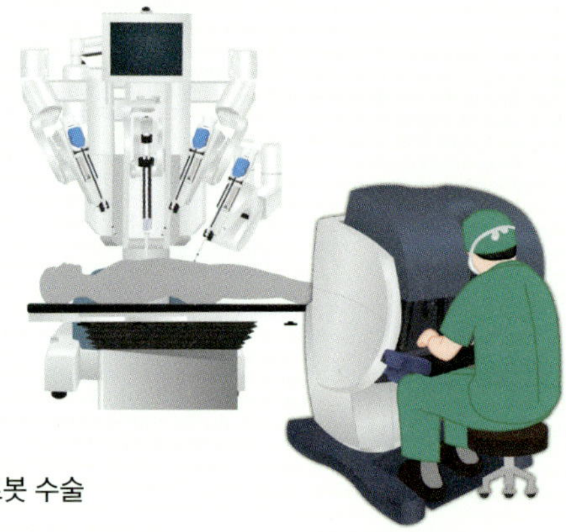

로봇 수술

흉강경 및 복강경 수술과 로봇 수술

암 수술 과정

암 수술의 일차적인 목적은 몸에서 암을 제거하여 치료하는 것이다. 암 수술의 준비와 회복 과정은 수술에 따라 다양하지만 보통은 다음과 같은 과정을 거쳐 진행된다.

- **수술 전 평가** 수술 전 암의 상태와 진행 정도를 평가하고 수술이나 마취에 견딜 수 있는지에 대해서 평가하는 과정으로, 혈액검사, 소변검사, 호흡기능과 심혈관 기능, 간기능, 신기능 등에 대한 검사가 있다.

- **수술 전 준비** 수술 일정이 확정된 경우 일반적으로 수술 1~2일 전 입원하여 수술을 준비한다. 환자의 전신 상태나 동반질환으로 인해 추가검사나 수술 전 특별한 전처치가 필요한 경우에는 준비 기간이 길어질 수 있기 때문에 더 일찍 입원하게 된다. 수술 부위에 따라 수술 전 금식 및 장세척, 제모 등을 시행할 수 있다.

- **마취** 수술 시 통증을 차단하기 위해 마취를 한다. 마취 방법은 수술의 종류에 따라 외과 의사와 마취과 의사가 상의하여 국소마취, 척추마취, 전신마취 등을 선택하여 시행한다.

- **수술** 절개 창을 통해 암 주변의 정상 조직 일부를 포함하여 암을 제거한다. 절개 창과 수술 방법은 암 부위와 수술 종류에 따라 다양하다.

- **수술 후 상처 관리** 수술 상처 부위의 소독 및 실밥 제거는 수술 부위와 수술 방법에 따라 차이가 있다. 수술 후 48시간까지는 수술 부위의 상피화 과정(피부의 표피가 상처를 덮는 재생 과정)이 진행되기 때문에 상처 소독을 하지 않는 것이 일반적이며, 대개 복부 개복 수술의 경우에는 수술 2일째부터 1~2일에 한 번 상처를 소독하고 7일 이후에 실밥을 제거하게 된다. 흡수되는 실을 사용하여 봉합한 경우에는 따로 실밥을 제거할 필요가 없다. 실밥을 제거하고 2일 뒤부터는 간단한 샤워가 가능하지만, 탕 목욕이나 사우나는 수술 후 1개월 정도는 피하는 것이 좋다.

- **수술 후 병리검사** 암 부위를 절제한 경우에 절제한 조직에 대해 병리검사를 하게 된다. 병리검사 결과는 대개 수술 후 1주일 뒤에 나오나, 추가 염색검사가 필요한 경우 그 이상의 시간이 걸리기도 한다. 암 종류에 따라 차이가 있으나 병리검사 결과를 바탕으로 암의 병기를 설정하기도 한다.

서울대학교암병원
암정보교육
수술치료

수술에 대해 조금 더 알려 주세요

Q 수술 부작용에는 어떤 것들이 있나요?

A 다른 치료 방법과 마찬가지로 수술에도 장점과 위험, 부작용이 있다. 수술 부작용은 암의 위치, 수술의 종류, 환자의 전신 상태에 따라 다양하게 나타날 수 있다. 최근에는 수술기법의 발전으로 부작용이 많이 줄어들었고 수술 후 회복도 빨라졌다. 암 수술 후 생길 수 있는 흔한 부작용은 다음과 같다.

- **통증** 모든 수술 후에는 어느 정도 통증이 발생하게 된다. 수술 부위나 절개 창의 크기, 수술의 범위 등에 따라 통증의 부위와 정도가 달라지며, 상처가 회복됨에 따라 통증은 점차 줄어든다.
- **상처 주변 부종** 수술로 인한 절개 부위에 염증 반응이 일어나면서 상처 주변에 부종이 생기게 된다. 수술 후 회복기를 거쳐 부종은 사라진다.
- **출혈** 수술 과정에서 대부분 어느 정도의 출혈이 있으며 대부분 신체활동에 영향을 주지 않지만, 수술에 따라 출혈량이 많은 경우에는 수혈이 필요한 경우도 있다.
- **림프부종** 수술 과정에서 림프절 및 림프관이 제거되어 림프액이 적절히 배액되지 못하여 팔·다리 등이 붓게 될 수 있는데, 이에 대해 치료가 필요하다.

Q 나이가 많은 경우에도 수술이 가능한가요?

A 수술에 있어 절대적으로 금기가 되는 연령은 없으나, 고령 환자에서는 동반질환이나 수술 전 전신 상태에 따라 수술 후 합병증 위험이 있기 때문에 수술 전 충분한 상태 평가와 수술 후 각 진료과의 협진을 통한 치료가 필요하다.

Q 수술을 받으면 암이 완치되나요?

A 원발암의 진행 상태와 타 장기로의 전이 여부에 따라 근치적 수술이나 완화적 수술을 하게 된다. 전이가 있는 경우에도 절제가 가능하다면 수술적 절제를 할 수 있으며, 수술 전후 보조적 목적의 방사선 치료나 항암치료를 통해 치료 효과를 높일 수 있다.

Q **수술 후 언제부터 일상생활이 가능한가요?**

A 암 수술 후 회복 기간은 수술 부위와 범위에 따라 차이가 있으며, 환자의 동반질환이나 수술 전 전신 상태에도 많은 영향을 받는다. 일반적으로 수술 전 정확한 상태 평가를 받은 후 담당의사와 상담을 통해 회복 기간을 예측하게 된다.

Q **수술 후 재발이나 전이를 예방하기 위해 어떤 검사를 얼마나 자주 받아야 하나요?**

A 수술 후 추적관찰은 암의 상태와 담당의사의 소견에 따라 방법과 기간에 차이가 있다. 일반적으로는 혈액검사, 암표지자 검사, 영상촬영, 내시경 검사 등을 시행하면서 최소 5년 이상 추적관찰을 하게 된다.

서울대학교암병원 환우의 **'나의 암 이야기' ⑥**

암치료 후 더 소중하게 여기게 된 '나'(부인암)

10년 전쯤으로 거슬러 올라가 그때를 회상해 봅니다. 콩알 크기의 혈흔이 1년 가까이 매달 정기적으로 보였는데, 미련하게 폐경 후 현상이라고만 여겼습니다. 그런데 어느 여름날 반 컵은 될 법한 피가 변기를 물들였습니다. '이게 뭐지?' 하면서도 그냥 하루이틀 지나치다, 점점 횟수가 잦아지게 되자 근처 산부인과를 찾았습니다. 처음에는 염증이 좀 있어서 그렇다고 약을 처방받았다가 나아지지 않아 다른 병원으로 갔고, 거기서는 조직검사를 하자고 하더군요. 조직검사 결과를 보고 서울대학교병원으로 와서 수술이 시급하다고 들었고, 삶에 애착이 없던 터라 무덤덤하게 수술을 받았습니다. 이후 장폐색으로 수술을 한 차례 더 받게 되었고, 림프부종으로 지금까지 재활치료를 받고 있습니다.

조금 정신을 차리고 나서 내 몸에 소홀했던 자신에 대해 절실하게 후회하게 되었습니다. 그래도 지금은 림프부종 외에는 전반적으로 양호한 상태이며, 한때 스스로 포기하고자 했지만 그때 포기하지 않고 이 세상에 머물 수 있도록 치료해 주신 선생님들이 참으로 감사하게 느껴집니다. 특히 산부인과 선생님께서 매번 진료 때마다 "즐겁게 사세요"라고 말씀해 주셨는데, 제 우울한 기분도 치료해 주신 것 같아 진심으로 감사 드립니다.

수술 안내 관련 설명처방 동영상

간암 수술 안내
(간절제술)

갑상선암 수술 안내
(일반)

담도암의 수술적
치료 안내

복강경 담낭
절제수술 안내

대장암 수술 안내

위암 수술 안내
(근치적 위절제술)

유방암 수술 안내
(유방보존술)

근치적 자궁절제술
및 골반림프절
절제술 안내
(복강경 수술)

근치적 전립선
절제술 안내

로봇을 이용한
근치적 전립선
적출술 안내

폐암 수술 안내
(개흉술)

폐암 수술 안내
(흉강경 수술)

췌장종양의
수술적 치료 안내
(체부 및 미부)

2 방사선 치료에 대해 알려 주세요

방사선 치료란?

방사선 치료는 외과적 수술, 항암화학요법과 함께 3대 암 치료법 중의 하나로, X선 등의 고에너지 방사선을 이용하여 암을 국소적으로 치료하는 방법이다. 암의 종류 및 병기에 따라 단독으로 사용되기도 하고, 수술 및 항암화학요법과 병행할 수도 있다.

방사선 치료는 완치를 목적으로 하거나 수술 전후 재발 방지를 목적으로 시행할 수 있다. 또한 완치를 기대할 수는 없지만 암에 의해 유발되는 통증, 폐쇄, 출혈 등의 증상을 완화하기 위한 목적으로도 사용된다. 방사선 치료 기간 및 조사량(방사선을 쬐는 양) 등은 암의 종류, 치료의 목적, 암의 크기와 위치, 환자의 전신 상태 등을 고려하여 결정한다.

최근 방사선 치료 기술과 치료 기기의 급격한 발전을 통해 암 완치율이 크게 향상되었고 치료에 의한 합병증도 상당히 감소하였다. 하지만 안전하고 효과적인 치료를 위해서는 방사선 치료에 대한 지식과 경험이 풍부한 숙련된 의료진과의 충분한 상의가 반드시 필요하다.

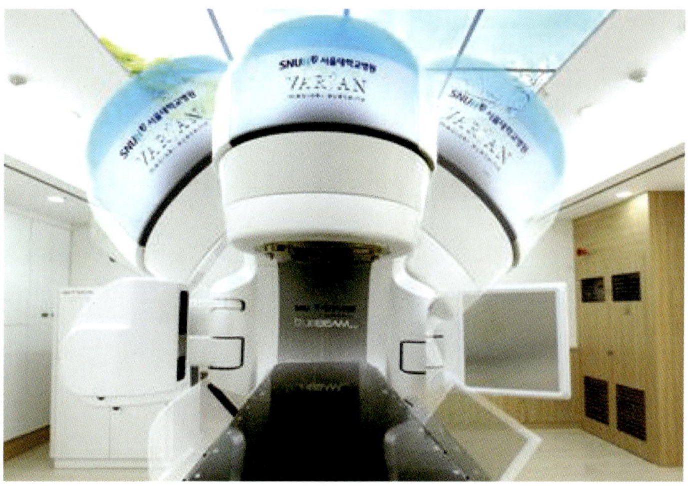

방사선 치료 기기(트루빔)

방사선 치료의 종류와 방법

▶ 2차원 방사선 치료

방사선 치료의 가장 기본적인 방법으로, 치료 계획 및 치료 과정이 간단하여 방사선 치료가 시급한 응급 상황이나 통증 완화를 위한 단기간 치료에서 주로 사용한다.

▶ 3차원 입체조형 방사선 치료

환자의 CT 영상을 기반으로 암과 주위의 정상 조직을 3차원 입체 영상으로 재구성한 후, 암이 생긴 모양에 맞도록 방사선 조사 위치와 방향을 결정하여 치료하는 방법이다. 주변의 정상 조직을 최대한 보호하면서 암 부위에 더 많은 방사선을 조사할 수 있다.

▶ 세기조절 방사선 치료(IMRT)

방사선이 조사되는 각 조사 면을 여러 개의 작은 조사 부위로 나누어 조사 부위마다 방사선 세기를 다르게 조절하여 암 조직에는 많은 양의 방사선을 조사하고, 정상 조직에는 적은 양의 방사선을 조사하는 치료법이다.

▶ 영상유도 방사선 치료(IGRT)

방사선 치료 중에 촬영한 영상을 기반으로 암의 위치 및 움직임을 확인하여 이를 반영한 후 치료하는 방법이다. 이를 통해 치료 과정에서 생길 수 있는 오차를 줄일 수 있으며, 방사선 치료 기기에 CT, MRI 등 영상장치 기능이 추가되어 있어 치료 전과 후의 암치료 효과를 즉각적이고도 지속적으로 비교할 수 있다.

▶ 체부정위 방사선 치료(SBRT)

최첨단 방사선 치료 기기를 이용하여 뇌 이외 신체 부위의 병소를 정해진 위치에서 집중적으로 파괴할 수 있는 치료 방법이다. 일반적인 방사선 치료와는 달리 보통 3~5회 정도로 치료 기간이 길지 않고, 한 번 치료할 때마다 고선량의 방사선이 조사된다. 주로 조기 폐암, 간암, 전이암 등에서 좋은 치료 결과를 보이며, 최근에는 다른 암치료에도 이용 범위가 확대되고 있다.

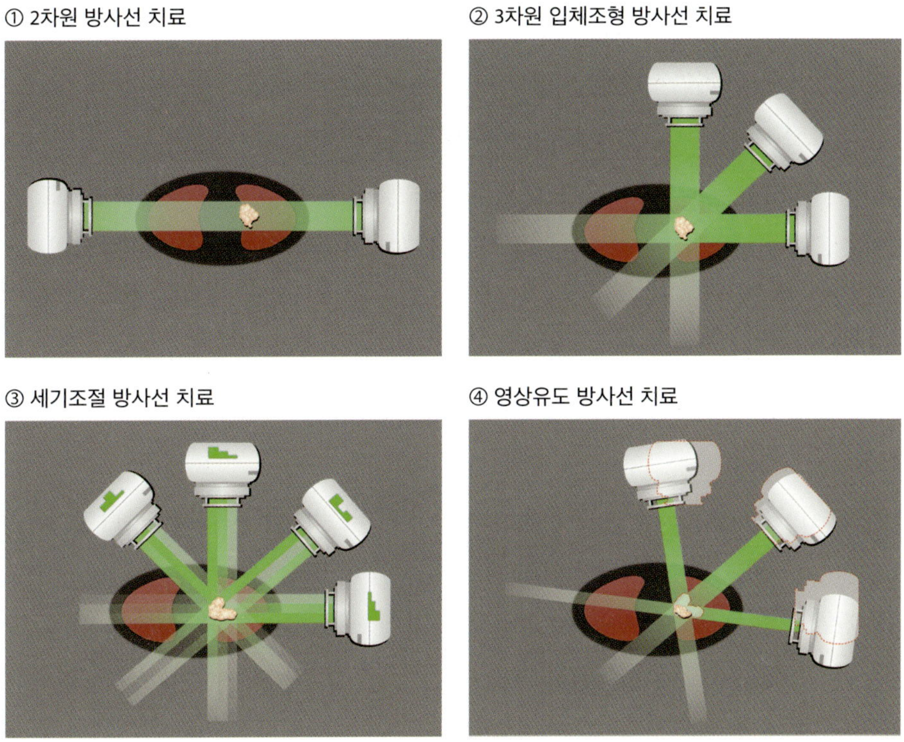

방사선 치료의 종류와 방법 각 치료 방법에서 종양에 대한 방사선의 영향은 모두 비슷하지만 주변 정상 조직에 대한 영향은 차이가 있다. 세기조절 방사선 치료(그림 ③), 3차원 입체조형 방사선 치료(그림 ②), 2차원 방사선 치료(그림 ①) 순으로 정상 조직에 대한 보호 효과가 크다. 방사선 치료가 진행되면서 치료해야 하는 종양의 위치는 날마다 조금씩 다른데, 영상유도 방사선 치료(그림 ④)는 이를 확인하고 보정하면서 치료할 수 있다.

▶ 근접 방사선 치료

선형 가속기를 이용하는 외부 방사선 치료와는 달리 방사선을 발생시키는 동위원소를 인체 조직 안에 직접 삽입하거나 자궁, 비인강, 기관지, 식도, 담도 등에 관을 통해 넣어 치료하는 방법이다. 암 덩어리 속 혹은 주변에 직접 방사선 치료를 하므로 정상 조직으로 조사되는 방사선 양은 최소화하면서 암 조직에 대한 방사선 양은 최대화할 수 있다.

▶ MR유도 방사선 치료

영상유도 방사선 치료의 경우 치료 중 환자 몸속 암의 위치를 확인하기 위해 단순 X선 촬영이나 전산화단층촬영(CT)을 이용한다. CT를 이용하면 몸 안의 암과 정상 장기의 위치를 자세히 파악할 수는 있지만, 환자의 방사선 피폭 문제와 연부 조직 속에 있는 암의 위치를 제대로 파악할 수 없다는 단점이 있다. 또한 방사선이 조사되는 도중에는 CT 촬영이 불가능하기 때문에, 폐암이나 간암처럼 호흡에 따라 암의 위치가 시시각각 변하는 경우에는 치료 중 암의 위치를 실시간으로 파악할 수 없다. 이러한 CT 기반 영상유도 방사선 치료의 단점을 해결한 새로운 치료 방법이 바로 MR유도 방사선 치료이다.

서울대학교암병원이 보유하고 있는 ViewRay는 방사선 치료기에 부착된 자기공명영상(MRI) 장치를 통해 몸속의 암과 정상 조직의 위치를 확인하여 정확한 부위에 방사선을 조사한다. 기존 CT와 달리 ViewRay의 MRI는 촬영 시 방사선 피폭이 전혀 발생하지 않는다. 그리고 방사선이 몸에 조사되는 도중에도 MRI를 촬영하기 때문에 호흡에 따른 종양의 위치를 실시간으로 추적할 수 있다. ViewRay는 유방암, 폐암, 간암, 복부암의 방사선 치료에 사용된다.

방사선 치료 과정

▶ 방사선 치료 결정

환자를 진료하여 방사선 치료가 필요한 상황인지, 언제 시행하는지, 항암화학요법과 같은 다른 치료와의 병합요법이 필요한지 등을 결정한다.

▶ 방사선 모의치료

방사선 치료가 결정되면 방사선 치료를 위한 준비 작업으로 모의치료기(고전적 모의치료기 또는 컴퓨터단층촬영(CT) 모의치료기)를 이용하여 방사선 치료 과정을 모의로 시행한다. 이 과정에서 정확한 방사선 조사 위치를 확인하기 위해 치료 부위 고정에 필요한 보조 고정 장치나 피부에 잉크로 표시를 하게 된다.

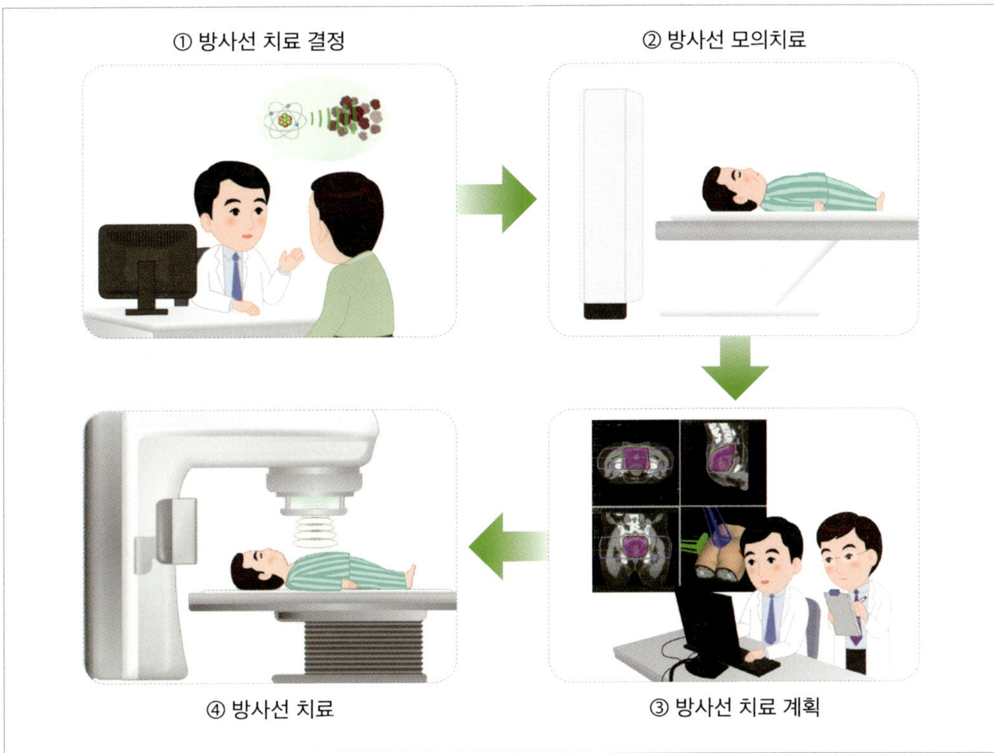

방사선 치료 과정

▶ 방사선 치료 계획

치료 계획용 컴퓨터를 이용하여 최적의 방사선 치료 방법을 고안하는 과정이다. CT 모의치료기를 통해 얻은 영상과 모의치료 이전에 진단을 위해 촬영한 CT, MRI, PET-CT 등의 영상을 바탕으로 방사선을 조사할 암 부위와 주위 정상 장기들을 정확하게 그린다. 이후 치료할 부위에 방사선이 조사되는 방향, 조사 범위, 조사량 등을 결정하여 최적의 체내 선량 분포를 얻도록 방사선 치료 방법을 설계한다.

▶ 방사선 치료

본격적인 치료에 앞서 실제 치료 부위가 치료 계획 때의 부위와 일치하는지 확인한 후에 치료를 시작한다. 방사선 치료 기간에는 일주일에 한 번씩 담당 의료진과 면담을 하고 진찰을 받게 되는데, 이 시간에 치료에 관련된 상담을 하고 부작용에 대한 평가나 필요한 검사 여부를 결정한다.

방사선 치료에 대해 조금 더 알려 주세요

Q 방사선 검사와 방사선 치료는 다른 건가요?

A 방사선 치료는 X선, 감마선 등 고에너지 방사선을 이용하여 암세포를 직접 죽이는 치료 방법이다. 고에너지 방사선에 노출된 세포는 DNA가 손상되어 성장이 멈추고 사멸된다. 인체를 투과하여 영상을 얻는 방사선 검사에 이용하는 방사선보다 높은 에너지를 사용하기 때문에, 부작용의 위험을 최소화하기 위하여 정교한 치료 계획을 세워 정확한 위치에 정확한 양이 들어가도록 한다.

Q 방사선 치료는 말기 암환자를 위한 치료법인가요?

A 방사선 치료는 이미 가망이 없는 환자들을 위한 치료법이라는 오해가 있다. 물론 말기 암환자가 증상 완화를 위한 목적으로 치료를 받기도 하지만, 방사선 치료를 받는 환자의 60~70%는 완치를 위한 목적이나 수술 전후 보조적 목적으로 치료를 받고 있다.

Q 방사선 치료 기간에 다른 사람과 접촉해도 괜찮은가요?

A 방사선 치료 중 발생된 방사선은 몸속에 들어와 종양에 영향을 주고 소멸된다. 즉 치료 후 몸속이나 옷 등에 남아 있지 않아 다른 사람에게 방사선의 영향이 전혀 미치지 않으므로 다른 사람과 접촉해도 괜찮다.

Q 주말에는 왜 방사선 치료를 하지 않나요?

A 응급 상황이라 판단되면 주말에도 방사선 치료를 하는 경우가 있다. 하지만 효과적인 방사선 치료를 위해 통상 일주일에 5일간 시행하고, 주말 동안에는 환자들이 충분히 휴식을 취하고 회복할 시간을 갖게 하는 것이 원칙이다.

Q 방사선 치료를 받으면 모든 환자에게 탈모가 생기나요?

A 방사선 치료의 부작용은 치료를 받는 부위에 국한되므로 탈모는 머리 부위에 치료를 받는 경우에만 나타난다. 머리 부위에 방사선 치료를 받지 않는다면 방사선 치료로 인해 머리카락이 빠지지 않는다. 단, 탈모를 유발할 수 있는 항암제를

투여받는 환자들은 항암제로 인해 탈모가 생길 수 있다.

Q 방사선 치료를 받을 때 통증은 없나요?

A 방사선을 이용한 검사를 하면서 아픔을 느끼지 않는 것과 마찬가지로 방사선 치료에 의한 통증은 없다.

Q 방사선 치료 계획 후에 방사선 치료를 시작할 때까지 기다리는 이유는 무엇인가요?

A 치료를 계획한 후 바로 방사선 치료가 시작되는 경우도 있다. 하지만 일반적으로는 방사선 치료에 대한 효과를 최대화하기 위해 컴퓨터 작업을 통한 치료 계획을 수립하는데, 이 과정이 대개 수일에서 일주일 정도 소요된다.

Q 방사선 치료 기간 중 정상적인 부부관계는 가능한가요?

A 치료 기간 중 부부관계 등을 포함한 일상생활을 해도 무방하다. 단, 골반 부위에 방사선 치료를 하는 경우는 방사선으로 인해 정상 장기의 손상이 있을 수 있으므로 치료 종료 후 4~6주 정도가 지나서 부부관계를 하는 것이 좋다.

Q 방사선 치료 기간 중 검사가 꼭 필요한가요?

A 방사선 치료를 하는 신체 부위에 따라 여러 가지 부작용이 발생할 수 있다. 특히 항암화학요법을 동시에 받는 경우 부작용은 더 심해질 수 있다. 이를 사전에 파악하고 필요에 따라 처치하기 위해 치료 중 검사가 필요할 수 있다.

Q 방사선 치료 효과는 어떻게 판단하나요?

A 일반적으로 방사선 치료의 효과에 대한 판정은 방사선 치료 1~2개월 후에 환자의 증상 호전 여부, 혈액검사, 내시경 검사, 영상검사 등을 종합하여 평가하게 된다. 수술 후 재발을 방지하기 위한 목적으로 방사선 치료를 하는 경우는 눈에 보이는 종양이 없는 상태이므로 향후 재발에 대한 평가를 통해 방사선 치료의 효과를 유추한다.

Q 방사선 치료가 다 끝나면 정기적으로 진찰을 받아야 하나요?

A 방사선 치료를 마치면 치료 효과를 판정하거나 치료로 인해 생길 수 있는 부작용 등을 파악하기 위해 정기 검진이 필요하다. 주로 외과나 혈액종양내과 등 다른 과와 협진을 하고, 치료 종료 후 2년까지는 3~4개월, 2년이 경과되면 6개월 정도 간격으로 외래에서 진찰을 한다.

SNUH 건강 Talk Talk

방사선에 대한 오해와 진실, 그리고 치료(1부)

방사선에 대한 오해와 진실, 그리고 치료(2부)

방사선 치료 관련 설명처방 동영상

- 방사선 치료 안내
- 방사선 치료의 개념
- 방사선 치료의 종류
- 방사선 치료의 과정
- 유방암의 방사선 치료 안내
- 자궁경부암의 방사선 치료 안내
- 직장암의 방사선 치료 안내
- 전립선암의 방사선 치료 안내
- 두경부암에 대한 근접 방사선 치료 안내

3 항암화학요법에 대해 알려 주세요

항암화학요법이란?

항암화학요법은 암을 전신적으로 치료하는 약물요법으로서, 항암화학요법 치료제는 크게 항암제와 표적치료제, 항호르몬 치료제, 면역치료제로 분류할 수 있다.

항암제는 정상 세포보다 빠른 속도로 증식하는 암세포의 특성을 이용하며, 치료 효과를 향상시키고 교차내성을 억제하기 위하여 작용 기전이 서로 다른 약제를 사용하는 복합화학요법을 주로 이용한다.

항암제의 효과를 증진시키고 부작용을 줄이기 위한 새로운 치료제로서 표적치료제, 면역치료제 등이 개발되고 있다.

▶ 항암화학요법의 원칙

항암화학요법은 암의 완치 혹은 종양을 감소시키기 위하여 시행하며, 효과를 최대화하고 부작용은 최소화할 수 있는 것으로 하는 것이 원칙이다. 항암화학요법에서는 한 종류의 약물을 사용하기도 하고 상호보완적으로 작용하는 몇 종류의 약물을 같이 사용하기도 한다.

▶ 항암화학요법의 선택

의료진은 다음 사항을 고려하여 가장 효과적인 치료 계획을 세우게 된다.

- 암의 종류
- 암의 병기
- 환자의 전반적인 건강 상태 및 운동수행 능력
- 정상적인 신체 기능에 미치는 영향

항암화학요법의 종류와 기간

▶ 보조 항암화학요법

보조 항암화학요법은 수술로 눈에 보이는 암을 완전히 제거한 후 미세하게 남아 있을 수 있는 암세포를 제거하는 목적의 항암치료로 보통 3~6개월간 항암제를 투여한다. 예를 들어 대장암 수술 후 보조 항암화학요법은 약 6개월 동안 시행되며, 다른 암에서도 6개월~1년 정도의 기간을 미리 정해놓고 시행하게 된다. 이후에는 항암제 투여를 중단하고 정기적으로 검사를 하면서 환자의 경과를 관찰한다.

▶ 선행 항암화학요법

선행 항암화학요법은 수술 전에 항암화학요법을 먼저 시행하여 암 크기를 줄여 수술의 범위를 축소시키거나 수술을 가능하게 하기 위한 목적의 항암치료로, 미리 정해진 기간만큼 항암화학요법을 시행하고 이후에 수술을 하게 된다. 암 종류에 따라 2~6개월 정도의 기간을 미리 정해놓고, 치료 중 정기적으로 CT 검사 등으로 암 크기의 변화를 확인하면서 항암화학요법을 시행한다. 일반적으로 암의 크기가 커지지 않으면 초기 계획을 변동하지 않고 미리 정해진 항암제 투여 횟수를 모두 채운다.

▶ 고식적 항암화학요법

완치를 목적으로 하는 항암화학요법과는 달리 고식적 항암화학요법은 진행암, 전이암 환자를 대상으로 암의 진행을 늦추고 증상을 완화시키기 위해 시행하는 경우가 많다. 따라서 고식적 항암화학요법을 받게 되는 환자들은 항암제 투여를 중지하는 기한을 미리 정할 수 없는 경우가 대부분이다. 항암치료 중에는 정기적으로 CT 검사 등으로 종양 크기의 변화를 확인하며, 환자가 견딜 수 없는 항암제 부작용을 겪게 되는지 또는 항암화학요법에도 불구하고 암이 악화되는지 등을 판단하면서 항암제 투여를 적절히 지속한다. 다만 약제에 따라 한 사람이 평생 동안 투여받을 수 있는 약의 용량이 정해져 있는 경우도 있고, 또는 휴약기를 가지면 약제 부작용이 회복되어 다음 치료가 가능해지기도 하므로 휴약기를 가지는 경우도 있다. 그러므로 고식적 항암화학요법의 기간을 일률적으로 정하기는 어렵고 환자의 상태를 고려하여 결정하게 된다.

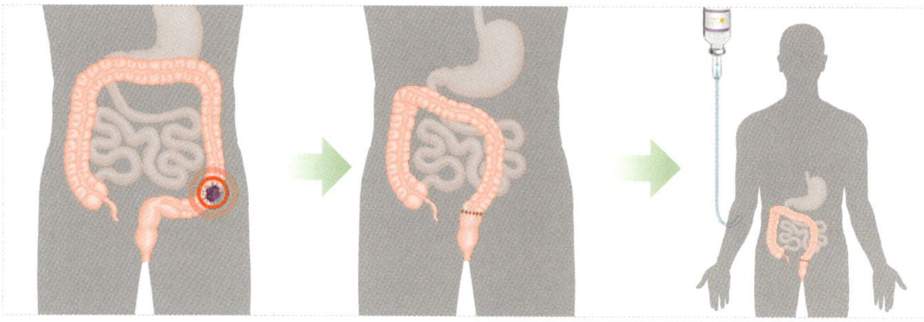

① 보조 항암화학요법 (대장암의 예):
수술을 한 후 미세하게 남아 있을 수 있는 암세포를 제거하기 위한 항암치료

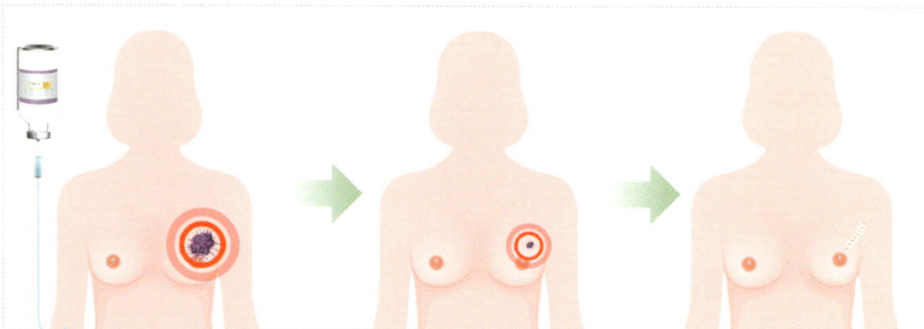

② 선행 항암화학요법 (유방암의 예)
수술에 앞서 수술의 범위를 축소시키거나 수술을 가능하게 하기 위한 목적의 항암치료

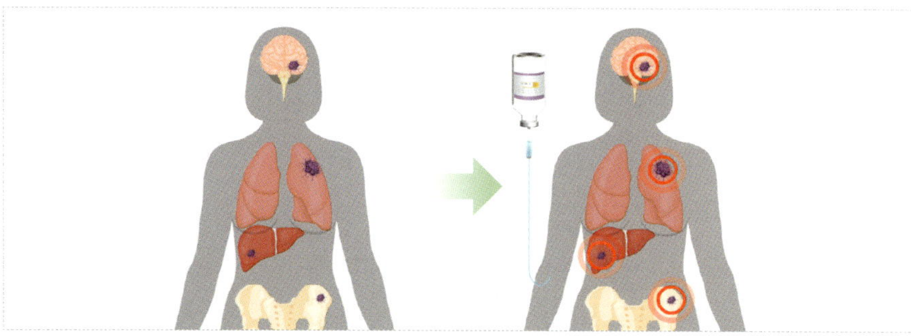

③ 고식적 항암화학요법 (전이암의 예)
암을 완치시키지는 못하지만 암의 진행을 늦추고 증상을 완화시키기 위한 항암치료

항암화학요법

항암제

항암제는 정상세포에 비해 수배에서 수백 배 빨리 자라는 암세포의 특성을 이용하여 암세포를 공격하는 약제이다. 따라서 암세포에 대한 효과도 있지만 정상세포에 대한 부작용도 있으므로 항암 전문가에게 처방을 받아야 한다. 총 백여 가지 이상의 항암제가 있으나 주로 20여 가지 정도가 이용되고 있다.

▶ 항암제 투여 방법

항암제는 암의 종류나 투여받는 약물의 종류에 따라 다양한 방법으로 투여할 수 있으나, 흔히 이용하는 방법은 다음과 같다.

- **정맥주사** 주삿바늘을 손등이나 팔의 정맥에 삽입하여 약물을 투여하는 방법이다. 혈관이 약해 바늘을 꽂는 것이 어렵거나 장기간 주사를 맞아야 할 필요가 있는 경우에는 케모포트와 같은 중심정맥관을 삽입하여 장기간 사용할 수도 있다.
- **경구투여** 알약이나 캡슐 형태의 약제를 경구로 복용하는 방법이다.
- **근육주사/피하주사** 근육이나 피하에 약제를 주사하는 방법이다.

이 외에 카테터를 이용하여 항암제를 척수나 복강, 방광, 간과 같은 특정 부위에 직접 주입하는 방법도 있다.

? 케모포트가 무엇인가요?

케모포트란 항암화학치료나 수혈을 위해 피부 내에 삽입하거나 중심정맥에 연결하여 반영구적으로 사용 가능한 관을 말하며, 바늘을 꽂을 수 있는 포트와 정맥에 삽입되는 카테터로 구성된다. 다음 사진과 같이 쇄골 아래 가슴 피부 내에 있으므로 겉에서는 잘 보이지 않으며, 항암화학치료 시 소독 후 바늘을 꽂아 약물을 주입하는 용도로 사용된다.

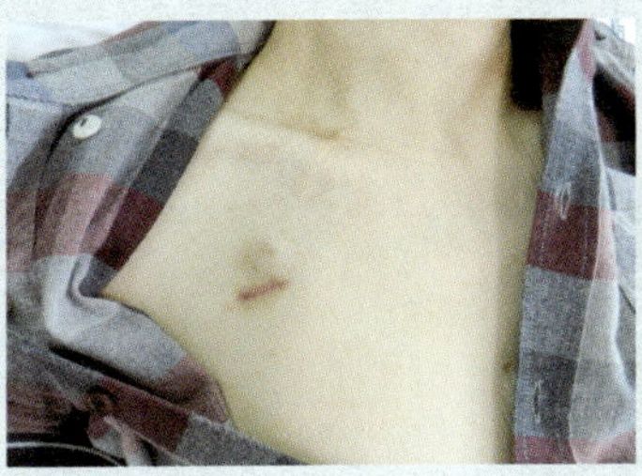
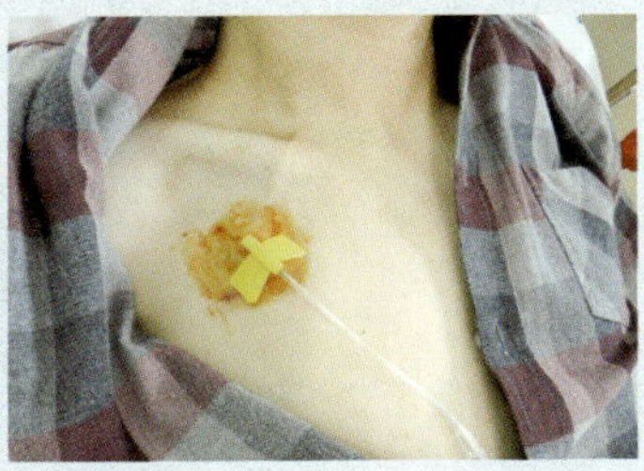

▶ 항암제 투여 일정

항암제를 투여하는 횟수는 치료 목적, 암의 종류, 치료에 대한 반응 정도에 따라 다르다. 치료 목적이 정해지면 항암화학요법을 시작하며, 대개는 2~3회 시행 후 정밀 검사를 통해 약물치료 효과에 대하여 판정하고 그에 따라 치료 횟수나 방법을 변경할 수 있다. 한 회에 치료받는 일수는 약물의 종류에 따라 정해지므로 같은 병명의 환자라도 항암제의 종류가 다르면 각각 치료받는 일수가 다를 수 있다. 보통은 3주를 한 주기로 하여 정해진 일수만큼 투약을 받은 후 정상세포의 증식과 회복을 위하여 평균 2~3주 정도의 휴식 기간을 갖지만, 약제에 따라서는 매주 혹은 4주마다 시행하기도 한다. 외래 전 혈액검사 결과에서 정상세포가 회복되지 않은 경우에는 치료를 연기할 수도 있다.

중요한 것은 계획대로 계속 치료를 받아야 한다는 것이다. 만약 항암제 주사나 항암제와 관련된 약물 복용을 잊었다면 반드시 의료진에게 이야기해서 이후 치료 계획을 상의해야 한다. 그렇지 않으면 기대한 효과를 얻지 못할 수도 있기 때문이다.

▶ 항암제 투여 장소

서울대학교암병원에서는 환자의 치료 계획, 항암제의 종류와 투여 시간, 환자의 전신 상태에 따라 '외래주사실 / 혈액종양 낮병동 / 입원' 중에서 한 가지를 결정하여 항암제를 투여받게 된다. 경구용 항암제의 경우에는 가정에서 일정 기간 동안 복용할 수도 있다.

- 외래에서 주사를 맞는 경우에는 치료법에 따라 한 달에 1~5회 정도 외래주사실에서 항암제를 투여받게 된다.
- 서울대학교암병원 혈액종양 낮병동은 10시간 이내에 약물 주입이 완료될 수 있는 환자들을 위한 병동으로, 매일 병원을 방문하여 약물치료를 하게 된다. 해당되는 환자의 경우 외래 진료 시 혈액종양 낮병동으로 이동하여 절차를 밟도록 권한다.
- 10시간 이상 약물을 주입하거나 환자의 상태에 따라 입원을 고려할 수도 있다.

▶ 항암제 부작용

항암제는 암세포뿐만 아니라 우리 몸에서 빠르게 증식하는 특성을 지닌 정상세포들, 즉 조혈모세포(골수세포), 구강에서 항문까지의 점막세포, 모근세포, 생식세포 등에 영향을 미치면서 부작용이 생기게 된다. 이러한 부작용은 개인마다 많은 차이가 있어, 심할 수도 있지만 전혀 겪지 않을 수도 있다. 또한 같은 약제로 치료해도 이번에 겪은 부작용이 다음에 겪게 될 부작용과 다를 수도 있다. 최근에는 오심, 구토, 백혈구 감소 등 부작용을 완화시키기 위한 다양한 제제가 개발되어 이용되고 있어, 부작용 때문에 항암제 투약을 중단하는 일은 거의 없는 상황이다.

주사용 항암제 중 혈관에서 조직으로 새어 나가면 조직을 괴사시키는 항암제를 베시컨트(vesicant)라고 한다. 이러한 베시컨트 항암제의 경우 다른 항암제를 투여할 때보다 더 주의 깊게 주사 부위를 확인하고, 항암제가 조직으로 새어나가 주사 부위가 붓거나 붉게 변하는 경우 즉시 조치를 취하여 조직 괴사를 예방할 수 있도록 한다.

항암제 치료 관련 설명처방 동영상

- 항암화학요법의 개념
- 항암화학요법 안내 (항암제 치료)
- 수술 후 보조항암화학요법
- 항암제 부작용 안내
- 항암화학요법 관련 질문과 답(FAQ)
- 베시컨트 투여 환자를 위한 안내

표적치료제

정상세포에는 없고 암세포에만 존재하거나 정상세포에 비해 암세포에 많이 발현하는 특정 단백질이나 유전자 변화를 표적으로 하여 개발된 약제를 표적치료제라고 한다.

암세포도 우리 몸의 정상세포와 비슷한 방법으로 영양분을 받고 자라며 분열하여 증식하므로 정상세포는 공격하지 않고 암세포만 공격하는 약제를 개발하는 것이 쉬운 일은 아니다. 기존의 항암제들은 암세포뿐 아니라 정상세포까지 공격하므로 여러 가지 공통적인 부작용(탈모, 구내염과 점막염, 백혈구 등 혈구세포 감소)을 유발하였다. 표적치료제는 기존의 항암제와는 달리(정도의 차이는 있지만) 암세포의 표적을 공격하므로 이러한 부작용이 상대적으로 적다는 장점이 있다.

그러나 표적치료제도 약제마다 특이적인 부작용이 있으며, 또한 모든 암에 해당하는 것이 아니고 특정 인자나 수용체를 가지고 있는 경우에 제한적으로 사용된다는 한계가 있다. 따라서 적절한 표적치료제에 대해서는 의료진과 상의해야 한다.

표적치료제 관련 설명처방 동영상

표적치료제 안내

암에 대한 분자진단 검사 안내

유전자 기반 암 정밀치료란 무엇인가요?

암은 유전변이에 의하여 발생하는 질환으로, 암을 일으킨 유전변이를 알아내면 치료의 효율을 향상시킬 수 있고 자신의 암에 적합한 표적치료제를 투약받을 가능성이 높아진다. 암에 특정한 유전변이가 있는 경우 해당 유전변이를 억제하는 항암제를 투약하거나, 유전변이의 유무에 따라 치료의 방침(보조 항암화학요법 혹은 조혈모세포 이식 여부 등)이 변화할 수 있다.

따라서 암 정밀치료는 암으로 진단받은 환자를 대상으로 돌연변이가 일어난 유전자를 찾아 이를 제어하는 치료제를 선택하여 치료하는 것으로서, 환자가 갖고 있는 암의 유전변이를 밝혀내는 것에 중점을 두어 진료하며, 이를 통하여 환자에게 적절한 항암제 및 임상시험을 제시하는 것을 목표로 한다.

서울대학교암병원 암맞춤치료센터에서는 국내에서 시행되고 있는 다양한 임상시험 및 최신 유전체 연구기법을 융합하여 암 정밀치료를 위한 진료를 하고 있다. 또한 유전변이에 따른 항암치료의 필요성 여부 연구, 표적치료제를 이용한 임상시험, 암유전체 변이 분석을 통한 암유전자 지도 작성 등 폭넓은 기초 및 임상 연구를 통해 환자에게 최신의 치료를 접할 기회를 제공하고 개인별 맞춤형 진료를 받을 수 있도록 하고 있다.

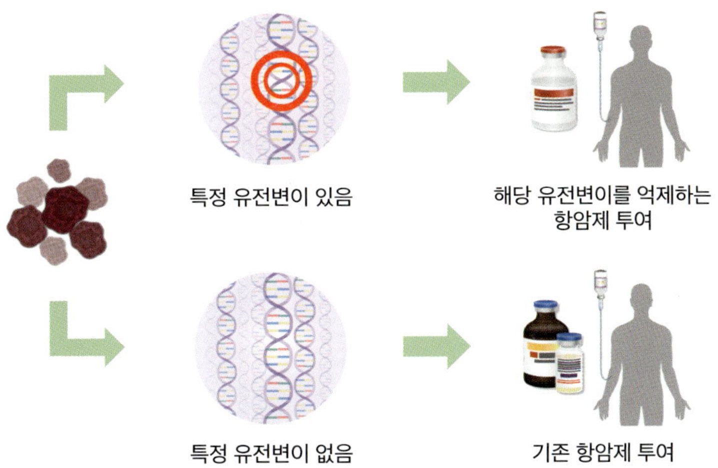

유전자 기반 암 정밀치료

항호르몬 치료제

호르몬은 우리 몸에서 생성되어 혈액을 타고 표적기관으로 이동하는 화학물질로, 표적세포와 장기의 성장 및 활동을 조절하는 역할을 한다. 일부 암은 성장을 위해 이러한 호르몬을 필요로 한다. 따라서 항호르몬 치료제는 우리 몸에서 호르몬 자체를 생성하지 못하게 하거나 호르몬이 암세포의 호르몬 수용체와 결합하지 못하게 하여 호르몬의 효과를 차단해 암세포의 성장을 억제하는 약제이다.

항호르몬 치료는 주로 유방암과 전립선암에서 사용되고 있다. 유방암은 여성호르몬의 일종인 에스트로겐에 영향을 받는 경우가 많다. 유방암은 크게 여성호르몬(에스트로겐 혹은 프로게스테론) 수용체가 양성인 유방암과 음성인 유방암으로 나누어지는데, 항호르몬 치료는 호르몬 수용체 양성 유방암에서 수술 후 또는 재발한 경우에 시행한다. 대표적으로 에스트로겐의 작용을 억제하는 타목시펜과 에스트로겐 생성을 저해하는 아로마타제 억제제 등이 있다.

전립선암의 경우 남성호르몬인 안드로겐에 의해 성장이 촉진된다. 따라서 안드로겐의 작용을 차단하기 위하여 남성호르몬이 생산되는 고환을 수술적으로 제거하거나 황체형성호르몬 분비호르몬 유사체, 항남성호르몬제 등의 항호르몬 치료를 할 수 있다.

호르몬 치료 관련 설명처방 동영상

유방암의 호르몬 치료 안내

조기유방암의 항호르몬 치료 안내

면역치료제

면역체계는 감염이나 그 외 질병으로부터 우리 몸을 보호하기 위해 작동하는 장기와 특정 세포 및 물질들로 구성되며, 세균이나 암세포를 외부 침입자로 인식하여 공격한다. 면역치료제는 우리 몸의 면역체계를 자극하여 암세포를 잘 공격하도록 하거나, 면역체계 단백질과 같은 구성 요소를 주입하는 치료제를 의미한다.

▶ 비특이적 면역치료제

비특이적 면역치료제는 직접적으로 암세포를 공격하는 것은 아니지만 우리 몸의 면역체계를 자극하여 암세포를 공격하는 것을 도와주는 치료제이다. 면역세포의 성장과 활성을 조절하는 인터루킨이나 인터페론과 같은 사이토카인이 대표적이며, 주로 악성 흑색종이나 신장암에서 이용되고 있다.

▶ 항체치료제

항체는 전신을 순환하면서 외부 물질(항원)에 결합하여 면역기관에서 이러한 외부 물질을 포함하는 세포를 파괴시키는 데 중요한 역할을 한다. 암세포에서 발현되는 특정 항원에 대한 항체를 체외에서 만들어 인체에 주입하면 암세포가 우리 몸의 면역체계에 의해 제거되거나 활동이 억제될 수 있다. 또한 항체에 항암 물질이나 방사능 물질을 붙여서 직접 암세포를 죽이기도 한다. 이러한 항체치료제는 악성 림프종이나 유방암 등에서 널리 사용되고 있다.

▶ 면역관문 억제제

면역관문(immune checkpoint)은 우리 몸의 면역 반응을 조절하는 스위치 역할을 하는 면역체계의 세포 표면 분자들을 말한다. 면역관문 억제제는 이러한 면역관문을 표적으로 하는 항체로서, 면역체계를 활성화하여 면역감시를 피해 있던 암세포들이 면역세포에 의해 제거되도록 하는 치료제이다. 여러 암에서 임상 연구가 진행되고 있고, 흑색종과 폐암 등 일부 암에서는 제한적으로 사용하고 있다.

이 외에도 암세포에 특이적으로 반응하는 면역세포를 체외에서 가공하여 인체에 주입하는 면역세포 치료제나, 암세포에서 발현되는 특정 항원을 우리 몸에 투여하여 면역체계를 활성화시켜 암세포를 공격하도록 하는 암백신 등의 면역치료제가 다양한 암에서 활발히 연구되고 있다.

항암화학요법에 대해 좀 더 알려 주세요

Q 항암약물치료는 부작용 때문에 괴롭기만 한 것은 아닌가요?

A 항암약물치료는 부작용이 큰 치료로, 힘들게 견디어도 생존 기간만 수개월 연장될 뿐 삶의 질은 오히려 떨어뜨린다는 오해가 많다. 그러나 암에 의해 발생하는 증상을 완화시키거나 발생을 지연시키는 것도 항암화학요법을 포함한 약물치료의 중요한 목적이다. 따라서 환자 개개인의 상태에 맞추어 전문가가 적절히 처방할 경우 오히려 삶의 질을 향상시킬 수 있다. 또한 최근에는 항암약물치료로 발생할 수 있는 부작용에 대한 보조치료제 역시 많이 개발되어 있어, 적절히 사용할 경우 많은 도움이 될 수 있다.

Q 항암화학요법 주기마다 또는 주기 중에 시행하는 혈액검사는 왜 필요한가요?

A 항암화학요법의 주요 부작용 중 하나는 골수에서 혈액세포를 새로 만드는 기능을 방해하여 백혈구, 적혈구, 혈소판 등 혈액세포의 수를 감소시키는 것이다. 또한 항암제가 간, 신장 등 중요한 장기에 손상을 미치지는 않는지 확인하는 것도 매우 중요하다. 따라서 이전 항암치료의 영향에서 충분히 회복하여 다음 치료 주기에 들어갈 수 있는 준비가 되었는지를 판단하기 위해 매 주기마다, 혹은 필요 시 주기 중간에도 혈액검사를 한다. 만약 혈액검사 결과에서 심한 부작용이 있는 경우 이에 대한 치료를 우선적으로 하게 되며, 필요한 경우 항암제를 변경 또는 조정하기도 한다. 즉 항암제 부작용 및 회복 정도를 확인하기 위해 혈액검사를 하는 것이다. 그러나 일반적인 혈액검사만으로는 항암화학요법의 효과를 판단하기 어렵다.

Q 항암화학요법의 효과는 어떻게 판단하나요?

A 항암화학요법의 효과는 매 주기마다 담당의 방문 시 증상 호전 또는 악화 여부, 새로운 증상의 발생 여부에 대한 문진 및 신체검진을 통하여 유추할 수 있다. 검진에서 이상이 의심되는 경우, 또는 정해진 주기에 따라 영상검사(전산화단층촬영(CT), 자기공명영상(MRI), 초음파 등)와 암표지자 검사 및 일반혈액검사 등의 검사 결과를 종합하여 객관적으로 평가한다. 수술 후 재발을 방지하기 위한 목적으로 항암화학요법을 시행하는 경우는 재발에 대한 주기적인 평가를 통해 치료의 효과를 판단한다.

Q 항암약물치료 중에 원래 복용하던 다른 약물을 같이 복용해도 되나요?

A 일반적으로 사용되는 고혈압, 당뇨병, 고지혈증 조절제, 진통제 등의 약제는 항암치료 중에도 대부분 복용이 가능하다. 그러나 정확한 처방을 위해서는 복용 중이던 약물을 파악하여 처방 의사와 상의하여 복용하도록 한다. 자세한 내용은 '03. 암 치료 중입니다. 어떻게 생활해야 하나요?'의 '20. 다른 약은 그냥 복용해도 되나요?'를 참고한다.

Q 항암치료를 받으면 모든 환자에게 탈모가 생기나요?

A 항암제의 종류에 따라 머리카락이 빠질 수도 있고 빠지지 않을 수도 있다. 그러나 같은 항암제라 하더라도 환자별로 개인차가 있으며, 탈모를 잘 일으키지 않는 약제라 하더라도 개인에 따라 평상시와 비교하여 머리숱이 적어지는 등 차이가 있을 수 있다. 자세한 내용은 '03. 암치료 중입니다. 어떻게 생활해야 하나요?'의 '3. 탈모는 모든 암환자에게 생기나요?'를 참고한다.

Q 항암치료 중에 일상생활은 가능한가요?

A 선택한 치료제에 따라 차이가 있을 수 있으나, 너무 피로감을 느끼지 않는 선에서 일상생활을 유지하는 것이 좋다. 약제에 따라서는 직장생활을 병행할 수 있는 경우도 있으나, 근무 스케줄 조정 등이 필요할 수 있다. 치료 기간 내내 입원 요양을 유지하는 것은 대개의 경우 필요하지 않으며, 권장하지도 않는다. 자세한 내용은 '03. 암치료 중입니다. 어떻게 생활해야 하나요?'의 '13. 암으로 인한 변화는 어떻게 준비해야 하나요?'를 참고한다.

재발이 준 선물, 사랑과 감사(골육종)

22년 전 처음 암 수술을 받은 날이 아직도 생생합니다. 저는 1988년에 수술을 받았습니다. 평범하게 가정생활과 직장생활을 하던 중, 무리하게 작업을 한 후 어깨가 결려 파스 정도로 이겨내다가 동네 병원을 찾았습니다. 일반촬영 검사 결과 큰 병원으로 가라고 권유받았지만, 젊음과 건강을 과신하여 병원을 더 이상 찾지 않았습니다. 하지만 통증이 지속되어 침을 맞고 한약으로 치료하려고 해 보았지만, 역시 진전이 없었습니다. 그러다 다시 병원을 찾게 되었는데, "이 사람 큰일 낼 사람이구먼!" 하는 병원장의 호통을 듣고서야 서울대학교병원으로 오게 되었습니다. 조금 더 빨리 큰 병원을 찾았더라면 더 좋았을텐데 하는 마음과 미련했던 제 자신에 대해 후회하면서, 어깨뼈를 절단해내고 왼쪽다리와 양쪽 골반뼈를 이용하여 이식하는 대수술을 받게 되었습니다. 입원기간도 2개월 11일이나 되었지요.

이후 재발이 되기 전까지 전 행복하게 살았습니다. 1년에 한 번씩 정형외과 외래진료를 받고 있었는데, 22년 만에 재발했다는 말을 들었습니다. 다시 수술을 받았고, 수술을 마친 교수님이 "22년 만에 재발했으니 22년 후에 또 봅시다"라고 해서 웃으면서도 섭섭한 마음도 들었던 기억이 나네요. 지금은 항암치료 중인데, 조금 힘들긴 하지만 잘 이겨내고 있고 앞으로도 더 밝고 건강한 모습으로 살아가리라 다짐해 봅니다. 모두에게 고마운 마음입니다.

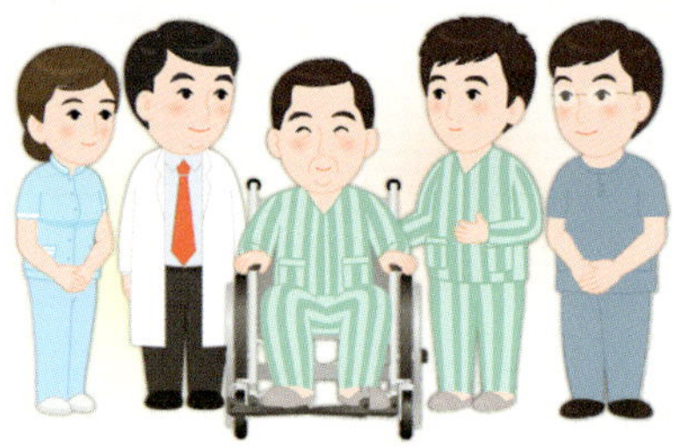

4 조혈모세포 이식에 대해 알려 주세요

조혈모세포 이식이란?

사람의 골수에는 혈액을 만드는 어미 세포인 조혈모세포가 존재한다. 조혈모세포 이식(이전에는 골수 이식이라고 함)이란 재생불량성 빈혈과 같이 정상 골수가 없어진 환자 또는 백혈병, 림프종, 다발성 골수종 등의 악성 혈액질환으로 병든 골수를 제거해야 하는 환자에게 건강한 조혈모세포를 대체해 주는 치료법이다. 통상적인 항암제로는 완치하기 어려운 혈액질환 환자들에게 사용되며, 백혈병, 림프종, 다발성 골수종을 포함한 혈액암뿐만 아니라 선천성 혈액질환, 재생불량성 빈혈과 같은 양성 혈액질환에서도 사용된다.

조혈모세포 공급원에 따라 고용량 항암제 치료를 원활하게 하기 위해 본인 것을 쓰는 '자가조혈모세포 이식'과 타인의 조혈모세포를 이용한 면역치료의 개념을 포함하는 '동종조혈모세포 이식'으로 나뉘는데, 통상적으로 잘 알려진 것은 '동종조혈모세포 이식'이다. 동종조혈모세포 이식은 고용량 항암제와 방사선 치료를 적절히 조합한 것으로, 골수를 포함한 환자 체내의 혈액암 세포를 사멸시키고 건강한 공여자의 조혈모세포를 환자의 체내에 주입하는 치료법이다. 고용량 항암제와 방사선 치료

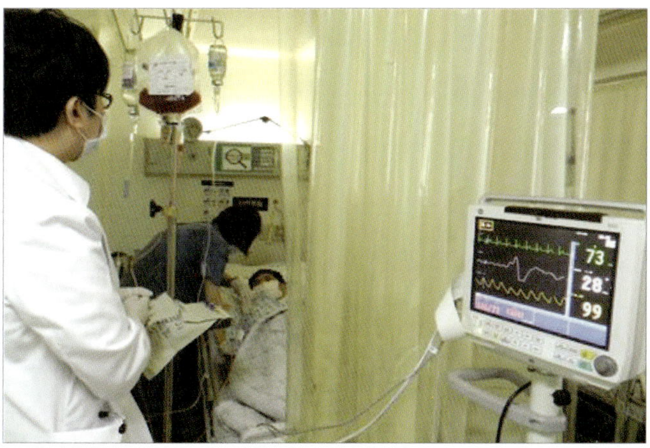

조혈모세포 이식
공여자의 조혈모세포는 환자의 중심정맥관(히크만 카테터)을 통해 주입되며, 조혈모세포는 저절로 골수로 이동하여 생착한다.

에 의한 항암 효과 이외에, 건강한 공여자의 조혈모세포가 가진 면역학적 항암 능력에 의하여 혈액암의 완치를 기대할 수 있다.

조혈모세포를 이식하기 위해서는, 우선 항암제 단독 또는 항암제와 방사선 치료를 병용한 전처치 요법을 시행하여 정상 조혈모세포가 생착(조직이 다른 조직에 붙어서 살아가는 것)할 수 있도록 환경을 조성하며, 악성 혈액질환의 경우는 전처치 요법으로 나쁜 세포를 가능한 한 많이 사멸시켜야 한다.

동종이식을 위해 조혈모세포를 공여받기 위해서는 조직 적합성이 일치하는 조혈모세포 공여자로부터 정상적인 조혈모세포를 채취한다. 과거에는 골수에 바늘을 삽입하여 직접 조혈모세포를 얻었지만, 최근에는 팔 혈관에 바늘을 삽입한 후 혈액을 통해서도 조혈모세포를 얻을 수 있으므로 공여자의 부담이 많이 줄었다. 공여자는 형제 중 조직 적합성 검사가 일치하는 것으로 판정된 사람(확률은 1/4) 또는 조혈모세포 은행에 등록된 자발적인 공여자 중 조직 적합성이 일치하는 사람이 될 수 있다. 공여자로부터 얻은 조혈모세포는 환자의 혈관을 통해 주사되며 저절로 환자의 골수로 이동하여 생착하므로 직접 골수에 주사할 필요가 없다. 조혈모세포 이식은 난치성 혈액암에서도 완치를 기대할 수 있는 치료법이다.

조혈모세포 이식 후 이식편대숙주반응

이식편대숙주반응은 공여받은 림프구가 면역기능이 저하된 숙주(조혈모세포 이식을 받은 사람의 신체)의 면역체계를 공격하여 발열, 발진, 범혈구감소증(백혈구, 적혈구, 혈소판이 모두 감소된 상태), 간기능 이상, 설사, 구내염 등의 증상을 일으키는 반응을 말한다. 이식편대숙주반응이 있다고 항상 나쁜 것은 아니며, 이러한 이식편대숙주반응은 항암 효과와 일부 비례하는 면이 있으므로 경우에 따라서는 경한 정도의 만성 이식편대숙주반응이 있는 경우 뛰어난 항암 효과를 기대할 수도 있다.

만성 이식편대숙주반응은 이식 100일 이후에 오는 이식편대숙주반응으로, 급성 이식편대숙주반응(피부발진, 설사, 간기능 이상)과 다른 증상들이 나타날 수 있다.

- **피부** 급성 이식편대숙주반응과 대부분 동일하나, 관절이 굳는 증상과 피부각화 현상(피부가 딱딱하고 건조하게 변하는 현상)이 동반되기도 한다. 탈모 현상 및 손톱이 빠지는 것도 비교적 흔하

게 발생한다. 숙주반응이 좋아지기 전에 머리카락이 다시 나고 땀샘의 기능이 회복되는 등 선행되는 증상이 피부를 통해 나타나기도 한다.

- **간** 주로 담즙 정체 현상 및 황달이 온다. 그러나 급성 이식편대숙주반응과 달리 황달의 정도와 이식편대숙주반응의 정도가 비례하지 않은 경우도 흔하다. 간경화 및 간기능 부전으로 인한 사망은 비교적 드물다.
- **구강** 구강건조, 자극적인 음식에 대한 예민함, 구강통증도 함께 온다. 구강청결, 충분한 수분섭취와 가글링이 필수적이다. 구강통증이 심한 경우에는 자극적인 음식을 피하고 부드럽고 미지근한 음식을 먹도록 한다. 시중 약국에서 구입하는 구강청결제보다는 생리식염수나 소금물을 사용하는 것이 좋다.
- **눈(각막)** 건조증과 결막염이 오면서 눈이 가려우며 빛을 피하는 증상이 나타난다. 약국에서 구입한 생리식염수나 인공눈물을 사용하여 건조함을 완화시켜 준다.
- **폐** 폐쇄성 폐질환이 올 수 있다. 심한 경우에는 치명적일 수 있으니, 기침이나 가슴통증, 호흡곤란 등의 증상이 발생하면 반드시 의료진에게 문의하거나 응급실에 간다.

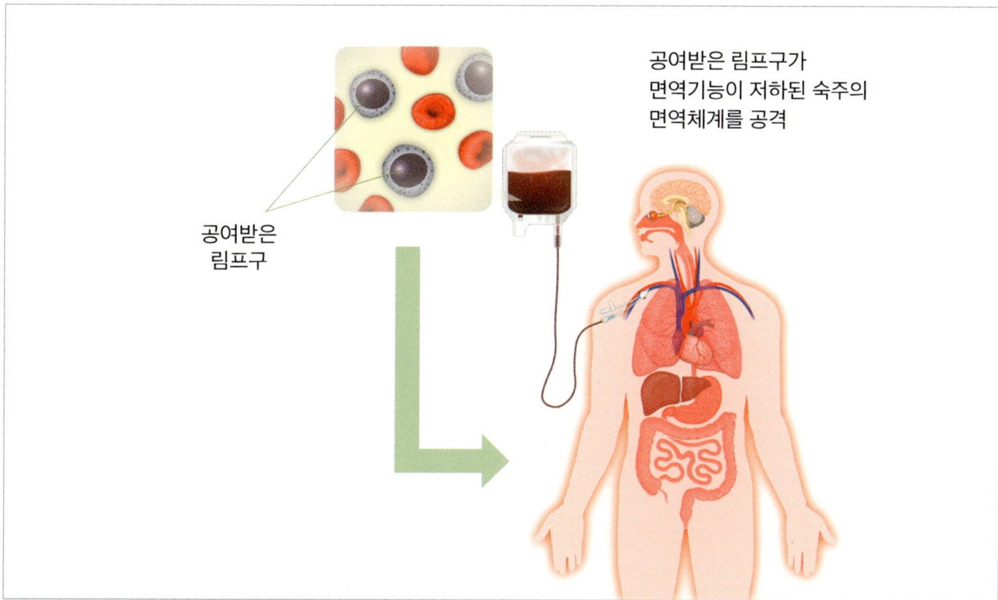

이식편대숙주반응

조혈모세포 이식 후 생활 관리

조혈모세포 이식 후 생착이 잘 되고 영양 상태와 전신 상태가 호전되면 퇴원하여 외래에서 치료를 받게 된다. 이식 후에는 발생 가능한 합병증을 조절하고 일상생활로 복귀하는 것을 돕는 것이 치료의 목표이다. 이식 후 6개월(자가조혈모세포 이식의 경우)~1년(동종조혈모세포 이식의 경우) 동안은 면역기능이 떨어져 감염 위험성이 높으므로 각별한 주의가 필요하다.

▶ 활동 및 운동

- 회복기 초기에는 몸이 나른하고 쉽게 피로를 느끼므로 움직이는 것을 서서히 늘려 나간다. 누워서 하는 운동부터 시작하여 서서히 운동량을 늘리되, 무리하지 않도록 한다.
- 가벼운 체조 또는 스트레칭으로 몸을 풀어준 다음 다른 운동을 시작한다.
- 가사일은 무리하지 말고 천천히 시작한다.

▶ 여가활동

- 퇴원 후 집에서 친구나 친척을 만나는 것은 해롭지 않다. 다만, 감기나 바이러스에 감염된 사람과는 접촉하지 않도록 한다.
- 수영장, 대중목욕탕, 온천, 사우나는 삼가한다.
- 조혈모세포 이식 후 3개월이 지나면서 서서히 일상생활에 적응한다. 과로하지 않을 정도의 소일거리와 흥미 있는 일을 찾는다.

▶ 직장/학교생활

- 직장이나 학교생활은 이식 후 최소 3개월이 지나고나서 의료진과 상의한 다음 시작하는 것이 좋다.
- 직장/학교생활은 처음에는 짧은 시간 동안 참여하고 점차 늘려 나가도록 한다.

▶ 성생활

- 성생활은 혈소판이 50,000/mm^3 이상 되고 면역기능이 회복된 시기인 대략 이식 3~6개월 후부터 할 수 있다.

- 상대방이 감염되지 않은 경우에 가능하며, 청결한 환경과 위생 상태가 중요하다.
- 여성의 경우 성생활 중에 수용성 윤활제가 필요할 수 있다.
- 여성의 경우 성생활 후 생식기의 분비물, 타는 듯한 느낌, 냄새, 가려움증이 있다면 의료진과 상의한다.
- 가장 중요한 것은 부부 상호간 이해와 대화로 서로 열린 마음을 갖고 감정을 표현하면서 문제를 같이 해결해 나간다는 것이다.

▶ 여행

- 대중교통을 이용하지 않고 많은 사람이 모인 곳이 아니라면 환자가 너무 피곤하지 않을 정도의 시간만큼 여행을 할 수 있다.
- 운전은 피로하지 않은 상태에서 안전하게 해야 하므로 의료진과 상의한 후 결정한다.

▶ 환경

- 먼지가 많은 곳을 환자가 직접 청소하지 않도록 한다. 부득이하게 직접 청소를 하는 경우 마스크와 장갑을 착용한다.
- 반려동물, 화분, 생화, 수족관 등은 집안에 두지 않도록 한다.
- 냉·난방 기구를 사용할 때는 필터를 자주 교환하고 매일 기구를 청소한다. 에어컨보다는 선풍기, 가습기보다는 젖은 수건을 이용하는 것이 좋다.
- 집에서 가족과 지낼 때에는 따로 마스크를 쓰지 않아도 되지만, 감기에 감염된 가족이 있으면 반드시 모두 마스크를 착용하고 가급적 신체 접촉을 피한다.
- 외출 후, 음식 먹기 전후, 화장실 사용 후에는 반드시 손을 깨끗이 씻는다.
- 구강 청결을 위해 양치질은 식사 후마다 규칙적으로 한다.

▶ 이식 환자의 투약

● 면역억제제 타인으로부터 조혈모세포를 이식받은 환자가 이식받은 조혈모세포와 본인 신체의 거부반응(이식편대숙주반응)을 억제하기 위해 복용하는 약이다. 25℃를 넘지 않는 실온에서 보관하고, 복용하기 전까지는 포장된 팩에서 꺼내지 않는다. 씹지 말고 다량의 물과 함께 삼킨다. 손·발이 떨리거나 찌릿찌릿한 느낌이 들 경우, 고혈압이 발생하거나 신장기능이 저하될 경우,

신체나 얼굴에 털이 많이 나는 증상이나 잇몸에 염증이 생기고 붓는 증상이 나타날 경우, 약간의 울렁거림이나 구토 등이 발생할 경우에는 외래 방문 시 의사에게 말한다. 고용량의 면역억제제는 간과 신장에 영향을 주므로 정기적으로 혈액검사를 한다. 약물 혈중농도 검사 날에는 아침 약을 먹지 않은 상태에서 채혈한 후에 약을 복용한다. 이 농도에 따라 약의 용량을 조절하므로 처방된 용량대로 정확히 약을 복용해야 한다. 다른 약물과 같이 복용하면 이 약의 효과 및 내성을 감소시키거나 증가시킬 수 있으므로 의사의 지시 없이는 다른 약물을 같이 복용하지 않는다.

- **폐렴 예방약** 하루 한 번 아침식사 후 복용한다. 이에 대한 부작용으로는 오심, 구토, 피부발진, 햇빛에 민감한 반응 등이 있다.
- **면역 글로불린(주사제)** 면역기능이 저하된 환자에게 바이러스 감염 예방 목적으로 투여한다.

조혈모세포 이식 관련 설명처방 동영상

- 조혈모세포 이식 안내
- 조혈모세포 이식을 위한 말초조혈모세포 채집 안내
- 동종조혈모세포 이식 안내
- 자가조혈모세포 이식 안내
- 히크만 카테터 삽입시술 안내
- 히크만 카테터 관리방법 안내

5 소아암의 특징에 대해 알려 주세요

소아암의 발생과 원인

소아기의 암은 성인에 비하여 발생 빈도가 매주 낮으나 소아 질병사망의 가장 흔한 원인이다. 매년 소아 10만 명당 약 14명에 발생하며, 연령층에 따라 암의 빈도가 다르다. 급성백혈병이 소아종양의 약 30%로 발생빈도가 가장 높으며, 다음으로 높은 암은 뇌종양이다. 생후 첫 1년 동안에는 신경모세포종, 윌름스 종양, 망막모세포종, 수모세포종 등이 많이 발생한다. 이러한 종양들은 나이가 더 많은 소아에서는 드물고 성인에서는 거의 없다.

생존율은 1970년대 이전에는 25% 미만이었으나, 최근에는 대부분 소아종양의 생존율이 80% 정도로 현저하게 향상되었다.

▶ 소아는 어른의 축소판이 아니다

소아암은 예후, 조직학적 소견, 종양의 위치가 성인암과 현저하게 다르다. 소아와 청소년기에는 급성림프모구백혈병, 뇌종양, 림프종, 연부조직육종, 골육종 등이 많이 발생한다. 성인의 경우 폐, 대장, 유방, 전립샘 등의 상피세포 유래 종양이 흔히 발생하는 것과 종류에 있어서 차이가 있다. 성인은 나이가 들어감에 따라 암의 발생이 급격히 증가하는 양상을 보이나, 소아암의 발생은 5세 미만의 소아기와 청소년기 두 시기가 정점이다.

▶ 분자유전학적 원인

특정 유전자 변이와 관련하여 암이 발생하는 경우가 밝혀져 있는 것이 있고, 암유전자의 활성화, 종양억제유전자의 억제 역시 암 발생에 중요한 역할을 한다고 알려져 있다.

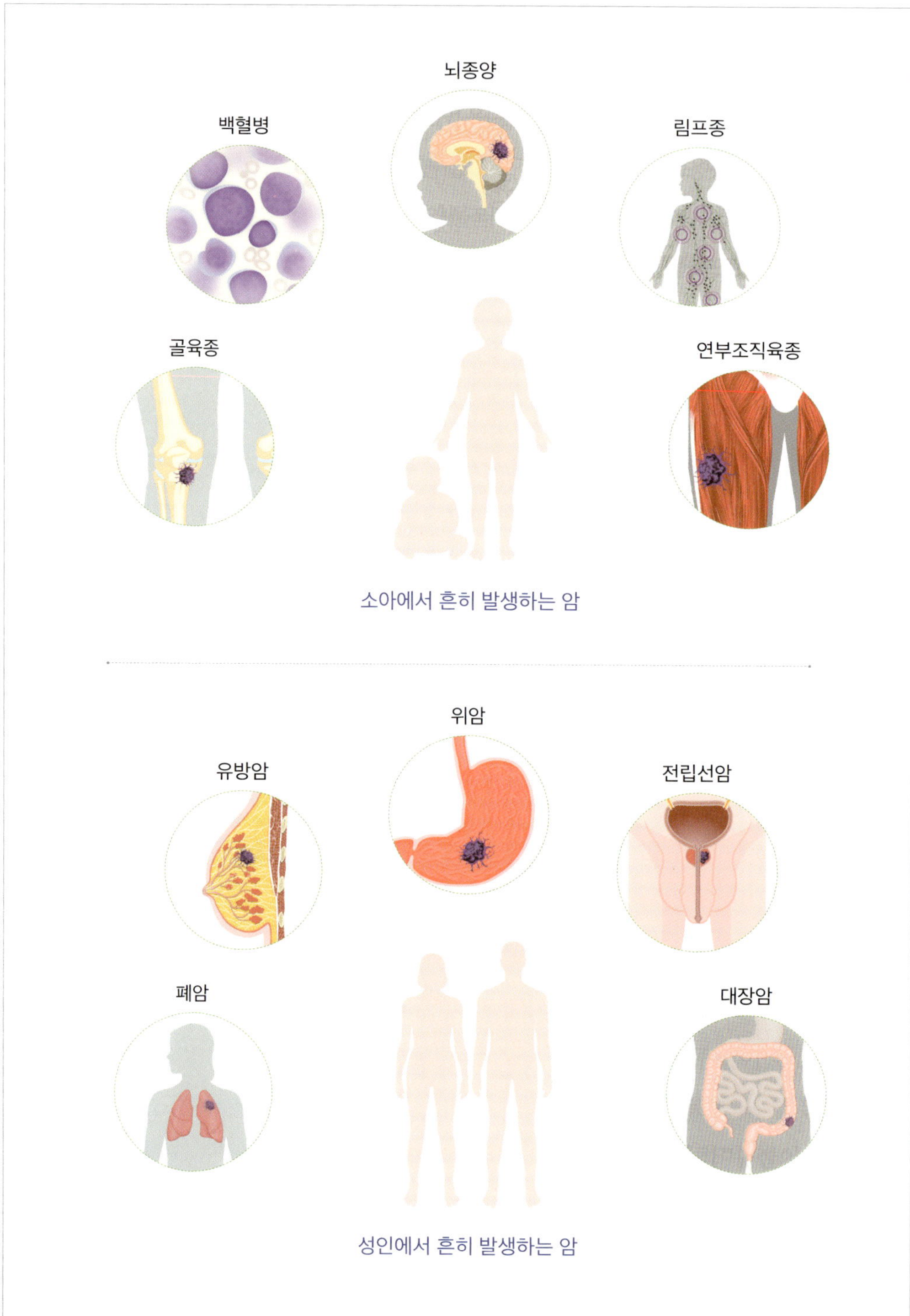
뇌종양
백혈병
림프종
골육종
연부조직육종
소아에서 흔히 발생하는 암
위암
유방암
전립선암
폐암
대장암
성인에서 흔히 발생하는 암

소아와 성인에서 흔히 발생하는 암

소아암의 진단

소아암은 성인암과 비교하여 흔히 발생하는 암의 종류가 다르고 몸의 깊은 안쪽에서 시작되는 종양이 많아 조기에 진단되는 경우가 적다. 80% 정도에서는 암 덩어리가 커진 다음 다른 장기에 전이된 상태로 진단된다. 소아에서 흔히 발생하는 암의 증상으로는 발열, 새로 만져지는 덩어리나 혹, 통증, 출혈, 아침에 심한 두통과 구토 등이 있으나, 때로 증상이 경미하거나 비특이적이어서 다른 질환으로 오인되는 경우도 있다.

소아암의 치료

소아암의 치료에도 소아과(종양내과)를 비롯하여 병리과, 영상의학과, 외과, 방사선종양학과 등 여러 과의 전문의 및 심리치료 전문가, 간호사, 임상영양사, 사회복지사, 약사 등으로 구성된 다방면의 전문가들과의 협진치료가 필요하다. 암치료의 가장 중요한 시기는 초기 치료 기간이다. 암이 재발한 경우에는 치료 성적이 훨씬 나쁘기 때문이다. 따라서 암이 의심되는 환자는 가능한 빨리 전문병원에서 치료를 받는다.

▶ 진단과 병기의 결정

예상되는 치료 경과에 따라 치료의 강도를 조절하여 치료하게 되므로 진단과 병기의 결정은 매우 중요하다. 정확한 병기를 결정하면 강력한 치료가 필요 없는 경과가 양호한 환아는 항암제, 수술, 방사선 치료 등의 치료를 일부 줄이거나 생략할 수 있어 치료로 인한 심각한 급성 부작용과 후기 합병증을 피할 수 있고, 반드시 필요한 환아에서는 충분히 치료함으로써 더 높은 치료 효과를 기대할 수 있다.

▶ 다양한 방법, 분야로의 접근

여러 분야의 소아암 전문의들은 환아의 상태에 맞추어서 일차적 방법과 여러 가지 요법을 병용한다. 보통 일차적 치료 방법으로 두 가지 이상이 이용되는데, 항암화학요법이 가장 많고, 그다음으로 수술, 방사선 치료, 생물학적 제제 등이 이용된다.

▶ 항암화학요법

항암화학요법은 소아암에서 중요한 치료이며, 일반적으로 소아가 성인보다 항암제 치료의 급성 부작용을 잘 견딜 수 있다.

▶ 수술

소아의 고형 종양 역시 성인과 마찬가지로 암과 주변부 조직까지 완전히 절제해야 완치율이 높다. 환아의 생존 기간은 절제가 가능한지와 실제 절제된 정도에 따라 큰 차이를 보인다.

▶ 방사선 치료

방사선 치료는 성인보다 소아에게서 후기 부작용이 잘 나타나기 때문에 제한적으로 사용하고 있다. 방사선 치료의 급성 부작용은 항암화학요법에 의한 경우보다 덜 심하고 방사선을 조사하는(쪼이는) 신체 부위에 따라 달라진다.

후기 독성의 형태는 조사 부위에 따라 달라지는데, 머리 또는 척추를 조사하는 경우 성장 관련 문제가, 중뇌를 조사하면 내분비 기능장애가, 흉부 조사의 경우 심장과 폐의 기능부전, 복부 조사는 협착과 유착, 골반 조사는 불임 등이 나타날 수 있다.

▶ 지지요법

치료 초기에 나타나는 합병증은 대사장애, 골수억제 및 면역억제 등이다. 종양융해 증후군, 골수억제 및 면역억제로 인한 감염 등에 대해 적절한 지지요법을 통해 치료 효과를 향상시킬 수 있다.

▶ 완화요법

소아암을 관리하는 모든 단계에서 완화요법은 환자의 통증과 고통을 경감시키고 편안하게 해 주므로 중요하다.

▶ 조혈모세포 이식

고위험 환자의 경우 조혈모세포 이식을 통하여 치료 효과를 향상시킬 수 있다. 고형 종양은 주로 자가조혈모세포 이식을, 백혈병의 경우는 동종조혈모세포 이식을 한다.

▶ 통합교육 프로그램

학동기에 생긴 소아암 환자에게 중요한 문제 중 하나가 교육이다. 어린이병원학교 또는 인터넷을 통해서 지속적·체계적으로 공식적인 교육을 받고 완치 후에 학교에 복귀할 수 있도록 준비해야 한다.

소아청소년 암의 치료에는 많은 비용이 필요하지만 한국백혈병어린이재단 등 사회의 따뜻한 도움으로 많은 환자들이 완치되고 있다. 소아청소년 암은 더 이상 불치의 병이 아니다. 의료진뿐 아니라 후원회, 자원봉사자 등이 힘을 합쳐 암을 완치시키고, 이와 더불어 신체적·정신적으로 건강한 사회인으로 성장할 수 있도록 도와줘야 한다.

소아암 치료 중 관리에 대한 설명처방 동영상

소아종양환자의 감염관리 안내

소아종양환자의 영양관리 안내

소아종양환자의 가글링 및 좌욕 안내

폐암 4기, 6개월 선고가 5년으로

5년 전 폐암(편평상피암) 4기 진단을 받았습니다. 암이 많이 진행되어 수술이 불가능하고, 서른여섯 젊은 나이 때문에 암 진행이 빠를 수 있다고 하더군요. 가능한 치료를 다 해도 남은 시간은 길어야 6개월. 이대로 죽는다는 게 두렵고 억울하고, 지나간 삶에 대한 후회도 밀려왔습니다.

몸도 마음도 절망적인 상태에서 검사 자료를 챙겨 서울대학교병원을 찾았습니다. 첫 진료에서 만난 호흡기내과 선생님은 제 CT와 PET 영상을 보고 왜 이제 왔냐는 말과 함께 한숨만 내쉬었습니다. 그래도 곧 "아직 젊은데…"라며 바로 종양내과 진료를 받도록 해 주었습니다. 종양내과 선생님 역시 제 검사 사진에 표정이 어두워졌습니다. 하지만 아직 젊으니 포기하지 말고 할 수 있는 건 뭐든 다 해 보자고 말해 주었습니다. "항암치료 반응에 따라 결과가 좋으면 수술까지 고려해 보지요."

표적치료는 해당이 되지 않아 일반 항암치료를 시작했습니다. 처음에는 작아지던 암 덩어리는 내성이 생겨 다시 커지고 말았습니다. 종양내과 선생님은 포기하지 않고 수술을 해 보자고 권했습니다. 수술로 오른쪽 폐를 잘라내고 임파선으로 전이된 종양 일부를 제거했습니다. 다시 항암치료를 하던 중 흉벽에 폐암이 재발했습니다. 이번엔 방사선 치료를 해 보기로 하고 준비하고 있는데 뇌 전이를 발견했습니다. 전이 결과를 듣고 병원 앞 마로니에 공원에서 펑펑 울었습니다. 하지만 운다고 암이 없어지는 것이 아니기에 정신을 차려 방사선 치료를 받았습니다. 그 결과 폐의 암은 사라지고 머리의 종양도 작아졌습니다. 남은 뇌종양도 수술로 제거했고요.

길고 긴 치료가 끝난 후 걷기 운동도 열심히 하고 지역 암 환우들과 교류하며 즐겁게 지내고 있습니다. 그 덕분일까요? 폐암 4기였던 저의 몸에서는 암이 다시 발견되지 않고 있습니다.

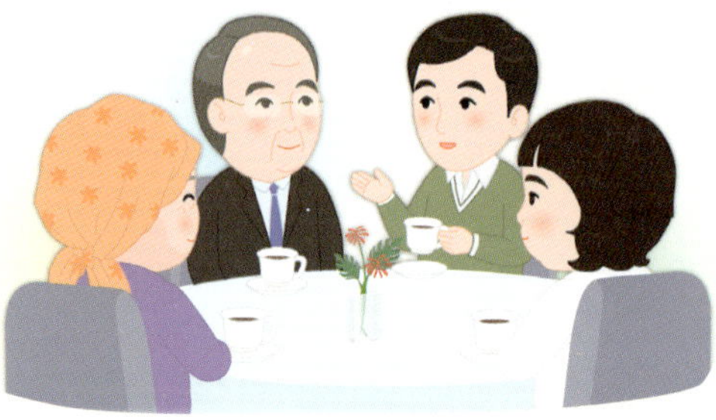

03

암치료 중입니다.
어떻게 생활해야 하나요?

암 진단과 함께 환자와 가족은 새로운 국면을 맞이하며 새로운 삶의 방식에 적응해야 한다. 그러나 암을 처음 진단받거나 암이 재발된 것은 모두 환자나 가족이 접하는 새로운 상황이므로 어떻게 증상을 관리하고 생활해야 하는지 막막할 수 있다. 따라서 이 장에서는 암치료 과정에 잘 적응할 수 있도록 암치료 중 증상 관리, 식사 관리, 생활 관리, 교육 프로그램 등 암치료 중 생활에 필요한 자세한 정보를 제공하고자 한다.

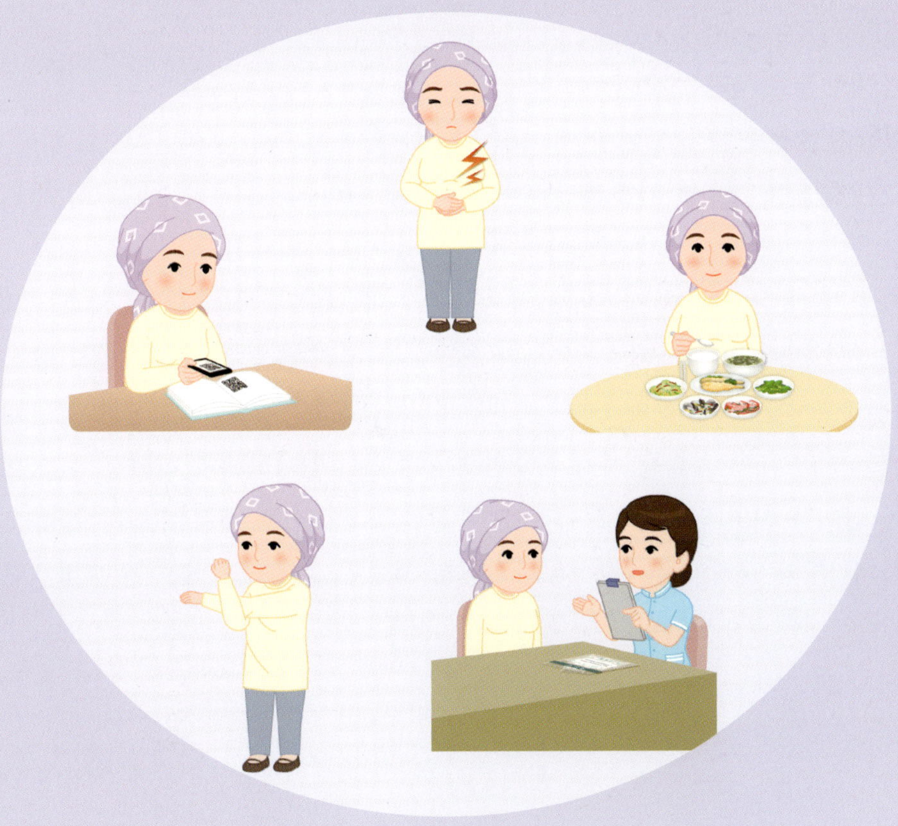

1 감염 관리는 어떻게 해야 하나요?

백혈구 수치가 떨어졌을 때

▶ 감염 예방의 필요성

대부분의 항암제가 골수에서 혈액세포를 만드는 기능을 억제하는데, 그 결과 백혈구 수가 감소할 수 있기 때문에 감염 예방이 필요하다.

백혈구는 감염을 일으키는 세균과 싸워 우리 몸을 보호하는 역할을 하는 세포로 백혈구 수가 줄면 감염의 위험성이 커진다. 따라서 백혈구 수가 감소된 시기에는 감염을 예방해 주어야 한다. 이는 일시적인 것으로 시간이 지나면 회복되어 다음 항암제를 투여할 수 있다. 백혈구 수치가 낮을 경우 치료를 연기하거나 용량을 줄여서 투여할 수 있다.

▶ 감염 예방 필요 시기

감염 예방은 백혈구 수가 감소할 때 특히 중요하다. 백혈구 수는 일반적으로 다음 그림과 같은 곡선을 그리며 감소하였다가 회복하게 된다. 감소 시기는 일반적으로 항암 시작 후 7~14일 정도이나 약제마다 차이가 있으므로 의료진에게 문의한다.

백혈구 수가 감소할 때 체온이 38℃ 이상이거나 감염 증상(오한, 배뇨 시 통증, 심한 기침이나 설사 등)이 있으면 해열제를 복용하거나 찬 물수건을 사용하지 말고 밤이나 새벽이더라도 즉시 응급실에 간다. 백혈구 수가 감소하는 시기에 세균에 감염되는 경우 빠른 시간 내에 치료를 하지 않으면 패혈증으로 진행하여 위험해질 수 있으므로 혼자 참거나 해열제를 복용하여 발열 증상만 호전시키는 것은 위험하다. 응급실에서 혈액검사와 균배양 검사를 하고, 실제로 백혈구 수치가 떨어진 경우 항생제와 백혈구 촉진제를 투여받는다.

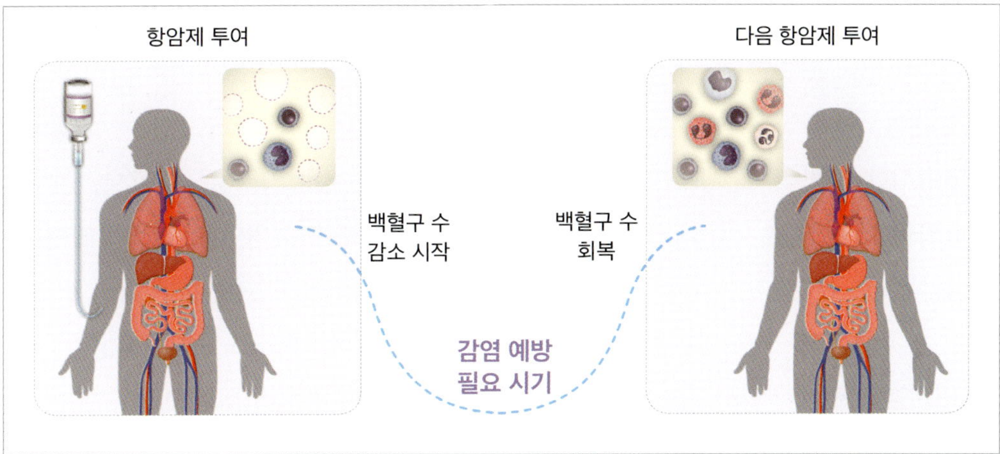

항암제 투여 후 백혈구 수 변화와 감염 예방 필요 시기

▶ 감염 예방 방법

- 외출 후, 식사 전, 용변 후에는 반드시 손을 씻는다.
- 매 식사 후, 자기 전에 양치질을 잘 한다.
- 외출 시에는 마스크를 착용한다.
- 몸에 상처가 나지 않게 주의하고, 상처가 나면 소독을 한다. 면도 시 상처가 생기지 않도록 주의하며, 가능한 한 전기 면도기를 사용한다.
- 여드름이나 뾰루지 등은 긁지 않는다.
- 관장약, 좌약은 사용하지 않는다.
- 치과 치료는 반드시 의료진과 상의한 후 진행한다.
- 최근 예방접종(소아마비, 홍역 등)을 했거나 전염성 질환을 가진 사람과는 접촉을 피한다.
- 감염 예방을 위한 식사 관리는 '9. 항암화학요법 중 식사는 어떻게 해야 하나요?'를 참고한다.

입안 염증(구내염)의 경우

▶ 구내염이란?

구내염이란 입안이 마르고 헐며 부어오르고 따가운 증상이 생기는 것으로, 증상이 심해지면 피가 나고 통증이 심해 음식을 잘 삼키지 못하거나 입안에 염증이 생길 수도 있다.

▶ 구내염의 원인

대부분의 항암제가 입이나 목에 있는 점막세포에 영향을 미치기 때문에 구내염이 발생한다. 항암제 주사 후 5~7일 즈음에 생기며, 대개 2주 이내에 회복된다.

▶ 구내염 예방 방법

- 입안을 청결하게 유지한다. 매 식사 후와 취침 전에 부드럽게 양치질한다.
- 틀니 사용 시에는 식후에 잘 닦고, 수면 시에는 틀니를 뺀다.
- 좋은 영양 상태를 유지하고, 고단백 식사와 비타민이 풍부한 음식을 섭취한다.
- 수분을 충분히 섭취한다.
- 음주, 흡연은 하지 않는다.
- 하루에 한 번 입안을 관찰하여 빨갛거나 따끔거리는 불편감이 있거나 계속 입안이 건조하다면 처방받은 가글 용액이나 생리식염수(소금물)로 가글링을 한다(시중에서 판매하는 구강청결제는 알코올을 포함하고 있어 입을 더욱 마르게 할 수 있으므로 주의한다).

가글링 방법

① 가글링 용액 약 20cc(뚜껑 한 컵)를 입안에 넣고 30초~1분 정도 입안과 목 안 깊숙이 약물이 닿을 수 있도록 '가글가글' 한 후 뱉는다.
② 입안을 헹군 후 바로 물로 헹궈내지 말고 최소 20~30분 동안은 음식이나 물을 먹지 않는다.
③ 하루 4~6회 시행하고 구내염의 정도에 따라 횟수를 늘린다(2~3시간 간격).

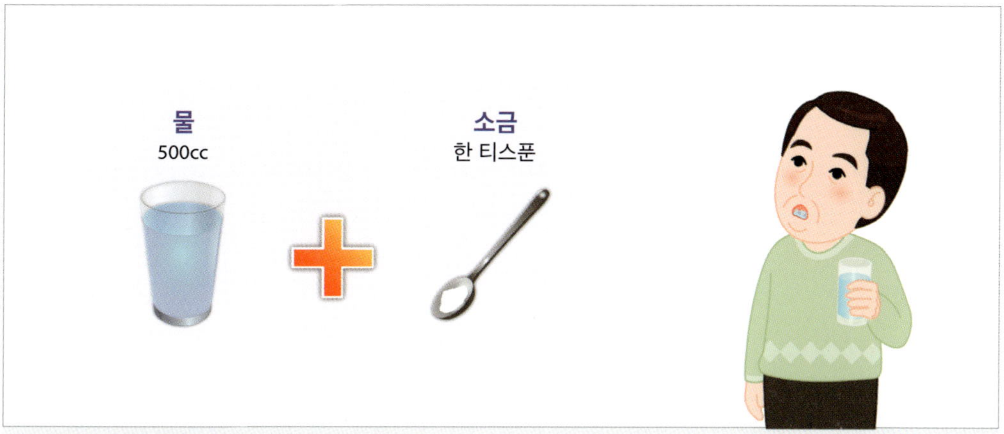

소금물 가글링 용액 만드는 방법

▶ 구내염 발생 시 처치

- 부드러운 칫솔, 거즈, 면봉을 이용하여 입안 청결을 유지하고 가글링을 잘 한다.
- 통증이 심하면 의료진과 상의한다.
- 치과 진료를 받아야 하는 경우에는 반드시 의료진과 상의한다.
- 입과 목의 통증 시 식사관리는 '9. 항암화학요법 중 식사는 어떻게 해야 하나요?'를 참고한다.

감염 예방 관련 설명처방 동영상

감염예방을 위한 올바른 손씻기 (환자 보호자용)	병균으로부터 나를 지키자 (가글과 좌욕)

2 소화기계 증상에는 어떤 것이 있나요?

식욕부진

▶ 식욕부진의 원인

식욕부진은 암환자에게 가장 흔히 일어날 수 있는 증상이다. 종양에서 만들어내는 물질의 작용이나 치료의 부작용 등으로 인해 생기기도 하며, 암에 대한 불안감이나 걱정 등 심리적인 원인으로도 생길 수 있다. 식욕부진이 메스꺼움, 구토와 같은 다른 부작용과 함께 발생하면 증상은 더욱 심해진다. 이로 인한 식사량 감소가 영양불량을 초래할 수 있으므로 식사에 대한 적극적인 관리가 필요하다.

▶ 식욕부진 시 식사 관리

- 음식을 제한하지 않고 환자가 평소 좋아하는 것을 선택한다.
- 입맛을 돋울 수 있는 다양한 양념이나 소스를 이용한다.
- 규칙적인 식사를 하는 것이 바람직하지만, 먹고 싶지 않을 때는 억지로 먹지 않는다.
- 식사량이 많지 않으므로 자주 먹는다. 수시로 음식을 섭취하여 적절한 칼로리를 보충할 수 있도록 가까운 곳에 여러 가지 간식을 준비해 놓는다.
- 즐거운 분위기에서 여러 사람이 함께 식사할 수 있도록 한다.
- 지속적으로 식사하기 힘든 경우 영양보충용 제품을 고려한다. 필요 시 임상영양사와 상담을 한다.
- 식욕부진이 심한 경우 의료진과 상의하여 식욕촉진제 복용을 고려한다.
- 식욕부진 시 식사 관리는 '9. 항암화학요법 중 식사는 어떻게 해야 하나요?'를 참고한다.

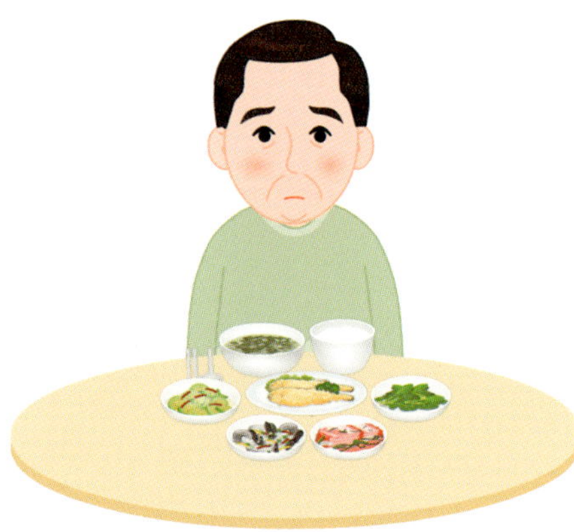

메스꺼움 · 구토

▶ 메스꺼움 · 구토의 원인

항암제의 가장 흔한 부작용으로서 구토를 조절하는 뇌 중추와 위 점막에 영향을 미쳐 메스꺼움과 구토를 일으킬 수 있다.

▶ 메스꺼움 · 구토 발생 시기

항암제 투여 즉시 또는 수시간 후에 나타날 수 있으며, 투여 후 3일 이상 지속되기도 한다. 이전 경험으로 주사를 맞기도 전에 구토 증세를 호소하는 경우도 있다. 이를 예방하고 경감시키기 위해 항암제 투여 전후에 구토방지제나 스테로이드제, 안정제를 투여한다.

▶ 메스꺼움 · 구토 시 관리 방법

- 병원에서 처방한 구토방지제를 꾸준히 복용한다.
- 메스꺼운 느낌이 들면 긴장을 풀고 천천히 심호흡을 한다.
- 얼음조각을 입에 물고 있거나 머리나 목에 차가운 수건을 얹어 놓으면 도움이 된다.
- 양치질을 하여 구강을 청결하게 하고 허리가 조이지 않는 느슨한 옷을 입는다.
- 어떤 원인으로 메스꺼움이 생기는지 알아내어 그 상황을 피한다.
- 음악, 게임, TV, 명상, 요가 등을 이용하여 관심을 다른 곳으로 돌린다.
- 토할 때는 토사물이 기도로 넘어가지 않게 옆으로 돌아눕는다.
- 메스꺼움 · 구토 시 식사 관리는 '9. 항암화학요법 중 식사는 어떻게 해야 하나요?'를 참고한다.

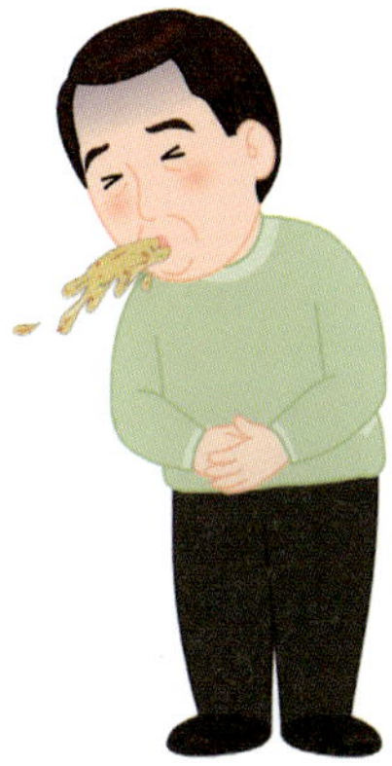

체중이 지속적으로 감소할 때

▶ 체중을 유지해야 하는 이유

의도하지 않은 체중감소는 영양 상태가 좋지 않다는 것을 의미한다. 환자의 영양 상태는 수술 후 합병증, 입원 기간, 암치료로 인한 부작용 등에 영향을 미치므로, 특히 암치료 중에는 체중을 잘 관리하여 영양 상태를 좋게 유지하는 것이 중요하다.

▶ 체중감소의 원인

체중감소의 원인은 다양하지만, 주로 식욕부진이나 암치료(수술, 항암화학요법, 방사선치료)로 인한 부작용으로 생긴다. 이 외에도 암 자체나 치료로 인한 대사 상태의 변화, 영양소 흡수 불량이 원인이 될 수 있으므로 환자의 식사량 감소의 원인에 따라 개별화한 식사 관리가 필요하다.

▶ 체중감소 시 관리 방법

- 필요한 만큼 충분히 섭취하고 있는지 하루 식사량를 점검한다.
- 임상영양사와 상담을 통하여 현재 식사량을 점검한다.
- 섭취량이 적을 때는 간식을 자주 이용한다. 손이 닿는 여러 장소에 간식을 보관하여 수시로 먹을 수 있도록 한다.
- 영양밀도가 높은 음식을 먹는다. 조리 시에는 기름을 충분히 이용하고, 곁들임식품(예: 미숫가루+두유/우유, 빵+치즈/계란을 곁들인 토스트)을 이용한다.
- 물 대신 주스, 두유, 우유 및 유제품을 섭취한다.
- 필요 시 영양보충용 음료(특수영양식품)를 이용한다. 자세한 내용은 임상영양사와 상의한다.
- 여러 방법으로도 지속적인 체중감소가 해결되지 않는 경우 의료진과 상의한다.

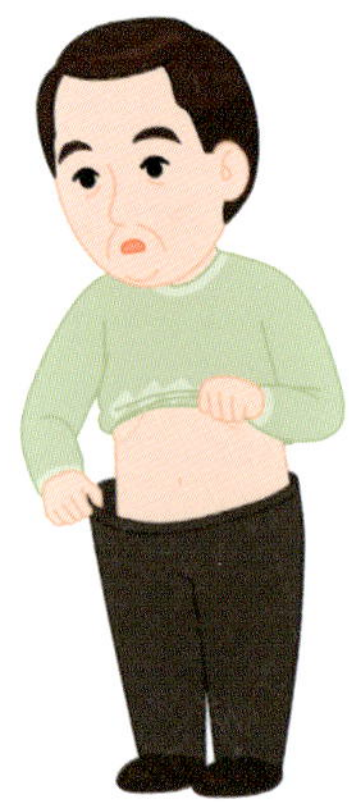

식사 시 사레들릴 때

▶ 식사 시 사레가 들리는 원인

종양이 음식을 씹고 삼키는 부위의 근육이나 신경 계통에 영향을 주거나, 이 부근의 외과적 수술 혹은 방사선 치료 등이 원인이 되어 식사 시 사레들리는 증상이 생길 수 있다. 이를 적절히 관리해 주지 않으면 음식이 기도로 넘어가 흡인성 폐렴이 발생할 위험이 높아지기 때문에 주의가 필요하다.

▶ 식사 시 사레들릴 때 처치 방법

- 우선 의료진에게 알려 사레들리는 원인을 파악한다.
- 식사를 할 때는 비스듬히 기대거나 눕지 않도록 하며 가능한 똑바로 앉는다.
- 고개를 앞으로 숙인 채 턱을 가슴 쪽으로 당기고 식사하면 증상이 완화되기도 한다.
- 음료를 마실 때는 컵째 들고 마시지 않고 수저나 빨대를 이용한다.
- 음료를 마실 때 사레들리는 증상이 심해진다면 식사의 점도 조절이 필요한 것이므로 의료진과 상의한다.

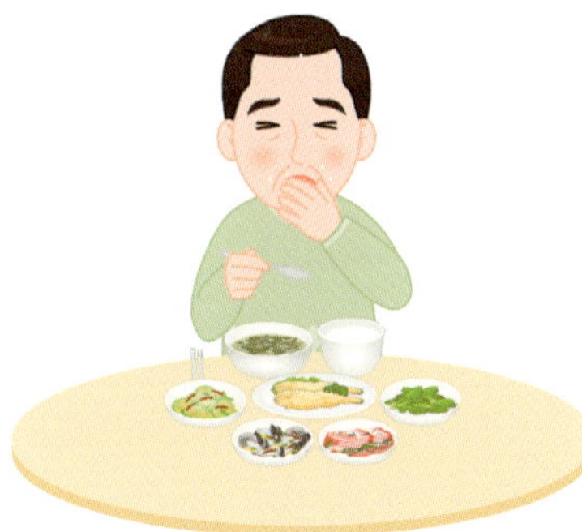

설사

▶ 설사의 원인

항암제가 장 점막세포에 영향을 미치면 장 속의 수분이 제대로 흡수되지 않는 경우 설사가 생길 수 있다.

▶ 설사 시 식사 관리

- 보통 설사한다고 굶지는 않지만, 설사가 심한 경우엔 맑은 미음과 같은 유동식부터 섭취해 본다.

- 수분을 충분히 섭취하고(예: 물, 연하게 탄 차 종류, 사과주스 등) 이온 음료를 섭취하면 지속적인 설사로 손실된 전해질을 보충할 수 있다.
- 음식은 상온 정도의 온도로 소량씩 나누어 자주 섭취한다.
- 기름진 음식이나 견과류, 잡곡, 야채주스와 같은 섬유질이 많은 식품은 피한다.
- 양념이 강한 자극적인 음식, 탄산음료나 카페인 음료, 가스 발생이 많은 음식, 너무 차거나 뜨거운 음식은 삼가한다.
- 우유와 유제품은 설사를 악화시킬 수 있으므로 주의한다.
- 설사로 칼륨이 부족해질 수 있으므로 의사가 특별히 금하지 않는 한 칼륨이 풍부한 음식을 많이 섭취한다(예: 바나나, 오렌지, 감자 등).
- 설사 시 식사 관리는 '9. 항암화학요법 중 식사는 어떻게 해야 하나요?'를 참고한다.

▶ 설사 시 관리 방법

- 배변 후 좌욕을 하거나 물휴지를 사용하여 항문 주위의 자극을 줄이고 건조하게 유지한다.
- 미리 처방받은 지사제가 있다면 복용법대로 복용하고, 받은 지사제가 없다면 의료진과 상의하여 지사제를 복용한다. 특히 대장암, 위암, 폐암에서 사용되는 이리노테칸이라는 항암제를 투여한 후에는 설사가 흔히 생길 수 있으므로 비상용 지사제(로페라마이드)를 미리 처방받아 가지고 있다가 설사가 생기면 복용한다.
- 24시간 이상 설사가 지속되고 심한 복통이나 열이 동반되는 경우나 미리 처방받은 지사제를 복용법대로 복용했는데도 설사가 멈추지 않는 경우에는 의료진과 상의한다.

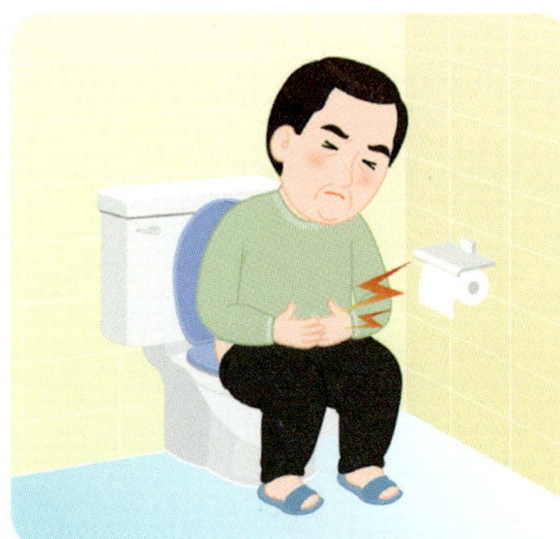

지사제(로페라마이드) 복용법

① 설사 시 지사제 2캡슐을 복용한다.
② 복용 후에도 설사가 지속되면 설사가 멈출 때까지 2시간마다 1캡슐씩 복용한다. 하루 최대 8캡슐까지 복용할 수 있다.
③ 설사가 멈추면 지사제 복용을 멈춘다. 하루 8캡슐을 먹었는데도 설사가 지속될 경우에는 병원을 방문한다.

변비

▶ 변비의 원인

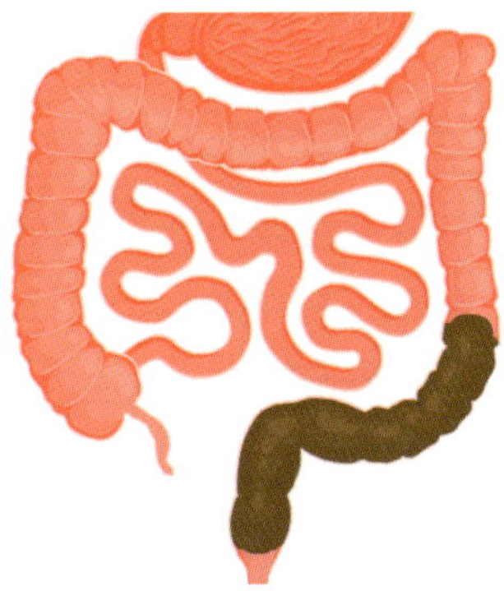

변비는 평소 배변 습관보다 배변 횟수가 감소하거나 배변 시 어려움이 있는 상태를 말한다. 특정 항암제나 마약성 진통제를 사용할 때 또는 항암제 투여로 음식과 수분 섭취가 부족하거나 활동량이 감소할 때 생길 수 있다.

변비가 해결되지 않으면 식사량이 감소하고, 무리하게 힘을 주다가 항문 주위로 이차 감염이 될 수도 있으므로 예방이 중요하다.

▶ 변비 예방 방법

- 적당한 활동과 운동을 유지한다.
- 운동을 할 수 없다면 앉을 때나 누울 때 복부를 편안하게 하고 다리를 움직이도록 한다.
- 진통제를 복용할 때는 처방받은 변 완화제를 동시에 복용한다.

▶ 변비 시 배변 방법

- 변을 보려고 무리하게 힘을 주지 않는다.
- 처방받은 변 완화제가 있다면 복용한다.
- 의사의 처방 없이 좌약을 삽입하거나 관장을 하는 것은 감염의 위험이 있으므로 피한다.

▶ 변비 시 식사 관리

- 되도록 규칙적으로 일정한 시간에 음식을 섭취한다.
- 식사량이 충분하지 않은 경우 변비가 생길 수 있으니 식사량을 적정 수준 유지한다.
- 수분을 충분히 보충한다.
- 곡물, 잡곡, 채소, 과일 등 섬유질이 많은 음식이나 요구르트를 섭취한다. 단, 배가 빵빵하게 불러오고 가스 배출도 잘 안 되는 경우에는 섬유질 섭취에 주의가 필요하다.

▶ 의료진과 상의가 필요한 경우

- 3일 이상 대변을 보지 못하는 경우
- 항문 주위에 출혈이 있고 변에 피가 섞여 있는 경우
- 변 완화제를 사용했는데도 1~2일 내로 대변을 보지 못하는 경우
- 위경련이나 구토가 지속되는 경우
- 배가 빵빵하게 불러오고 메스껍고 토하며 대변뿐만 아니라 가스 배출도 안 되는 경우
- 복통이 심한 경우

3 탈모는 모든 암환자에게 생기나요?

머리와 몸의 모낭은 급속히 성장 및 분열하는 세포들로 구성되어 있어서 항암제의 영향을 받아 탈모가 생길 수 있다. 하지만 항암치료를 받는 모든 경우에 탈모가 나타나는 것은 아니고, 약제에 따라 머리카락이 듬성듬성 빠지거나 성글어지기도 하고 전부 빠지기도 한다. 탈모는 머리뿐 아니라 몸의 다른 부분에서도 나타날 수 있으나, 일시적인 증상이라는 것을 이해하고 대처하는 것이 좋다.

▶ 암환자의 탈모 시기

항암치료를 하는 환자의 반 이상이 탈모를 경험하는데, 탈모의 정도는 항암제의 종류에 영향을 받는다. 항암치료로 소실되었던 모발은 항암치료 중단 후 수개월에 걸쳐 대부분 원래 상태로 회복되며, 탈모가 영구히 지속되는 경우는 드물다. 보통 치료 시작 후 2~3주 안에 탈모가 시작되고, 치료가 종료된 후 6~8주 정도면 머리카락이 다시 나기 시작한다. 새로 나는 머리카락은 이전의 머리카락보다 다소 가늘고 곱슬할 수 있다. 수개월 이상 지나면 항암치료 이전의 머리카락 형태로 돌아오지만, 일부에서는 돌아오지 않거나 이전과는 다른 형태로 지속되기도 한다.

▶ 탈모 외 다른 두피 문제

보통 환자들은 탈모에 대해 가장 민감하지만 탈모 외에 두피에 염증이 생기고 가려움증이 동반되는 경우도 많다. 이러한 두피 문제가 이차적으로 탈모를 악화시키기도 한다. 그러므로 탈모뿐 아니라 두피의 염증에 대해서도 관심을 가지고 관리하는 것이 좋다.

▶ 암환자의 탈모 관리 방법

- 빗살이 적고 부드러운 빗으로 부드럽게 빗질한다.
- 순한 샴푸를 사용하고, 충분히 헹구어 낸 다음 타월로 살살 두드려서 잘 말린다.

- 드라이어 등 헤어 기기는 가급적 사용하지 않는 것이 좋다.
- 드라이어 사용 시 뜨거운 바람보다는 시원한 바람으로 머리를 말리는 것이 좋다.
- 염색이나 파마를 하는 경우 탈모가 악화될 수 있으므로 탈모 정도에 따라 선택적으로 한다. 과도한 헤어스프레이, 젤 등은 가급적 사용하지 않는 것이 좋다.
- 머리를 짧게 자르면 심리적 스트레스를 줄이고 편하게 손질할 수 있다.
- 외출 시에는 햇빛에 의한 자극으로부터 두피를 보호하기 위해 면으로 된 모자나 스카프를 사용하고, 완전 탈모 시에는 두피에 자외선 차단제를 바른다.
- 탈모를 잘 일으키는 항암제를 투여받는 경우 잘 어울리는 가발이나 모자, 스카프 등을 미리 준비한다.
- 의료진 및 가족에게 탈모로 인한 불안감을 표현하고 탈모를 경험한 다른 환자들과 대화로 감정을 나누는 것도 좋다.
- 과대광고 등에 현혹되어 검증이 안 된 비싼 약제나 샴푸 등은 구매하지 않는다.

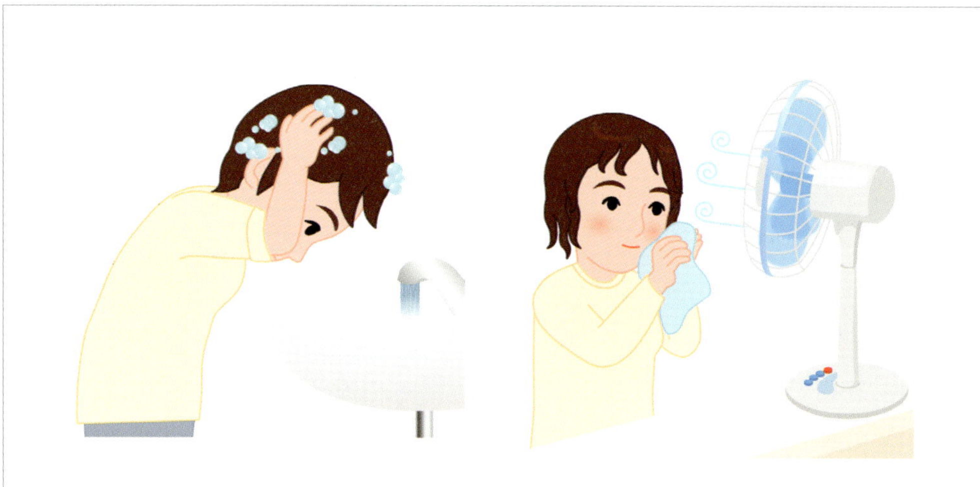

암환자의 두피 및 모발관리 안내

4 피부에도 특이한 증상이 나타나나요?

▶ 항암치료 시 피부가 약해지는 이유

항암제 투여 시 피부가 약해지는 것은 항암제가 암세포뿐 아니라 정상세포 중 피부세포, 장 점막세포, 골수세포 등도 빠르게 분열시켜 이들 정상세포 역시 항암제에 의해 손상을 받는 부작용이 발생하기 때문이다. 항암제 이외에 표적치료제의 경우에도 암세포에 많이 발현되는 특정 단백질을 선택적으로 공격하기는 하지만, 이들 단백질이 공교롭게 피부세포에도 많이 발현되는 특징이 있어 피부 문제가 많이 발생하고 있다.

▶ 항암치료 시 발생할 수 있는 피부 문제

항암제의 종류와 개인의 피부 특징에 따라 다양한 형태의 피부 문제가 다양한 정도로 발생할 수 있다. 건조증이나 색소침착과 같은 경미한 피부 증상은 항암치료를 받는 거의 모든 환자들에서 발생한다. 심한 경우 붉은 발진이 발생하고 가려움증, 통증 등의 불편감이 발생할 수 있다. 이와 같이 뚜렷한 피부이상이 발생한 경우를 '항암제 피부특이반응'이라고 하는데, 이러한 경우에는 의료진과 상의하여 피부과 진료를 받는 것이 좋다. 적절한 피부과 치료로 피부 불편감을 상당 부분 감소시킬 수 있다.

항암화학요법 피부 부작용 관련 설명처방 동영상

항암제에 의한 피부특이반응 안내

항암화학요법 시 부작용 관리 (수족증후군)

항암제로 인해 발생한 피부 문제는 대부분 항암제 투여 중에만 한시적으로 발생하는 증상이다. 항암제 투약을 중단하고 일정한 시간이 경과하면 원래의 피부 상태로 거의 다 회복되며, 영구적인 이상을 남기는 경우는 드물다. 중요한 것은 피부 문제가 발생하였을 때 임의로 항암제 복용을 중단하거나 용량을 줄여서는 안 된다는 것이다. 반드시 의료진과 상의한다.

항암제 투약으로 연약해진 피부 관리법

항암제 투약 중에는 피부가 연약해지므로 다음과 같은 방법으로 피부를 항상 소중히 다뤄야 한다.

- 보습제를 충분히 발라준다.
- 목욕은 산성이나 중성 비누를 사용하여 미지근한 물에 가볍게 샤워 정도만 한다.
- 피부에 직접 닿는 옷은 부드러운 면 소재가 좋다.
- 과다한 자외선 노출은 피하고 자외선 차단제를 바른다.
- 물수건으로 너무 자주 닦지 않는다.
- 수분과 영양을 충분히 섭취한다.
- 너무 두꺼운 화장은 피한다(가벼운 화장은 가능하다).
- 적정 실내 습도(40~60%)를 유지해 준다.
- 손톱을 보호해 준다.
- 뚜렷한 피부이상이 발생하면 긁지 말고 피부과를 방문한다.

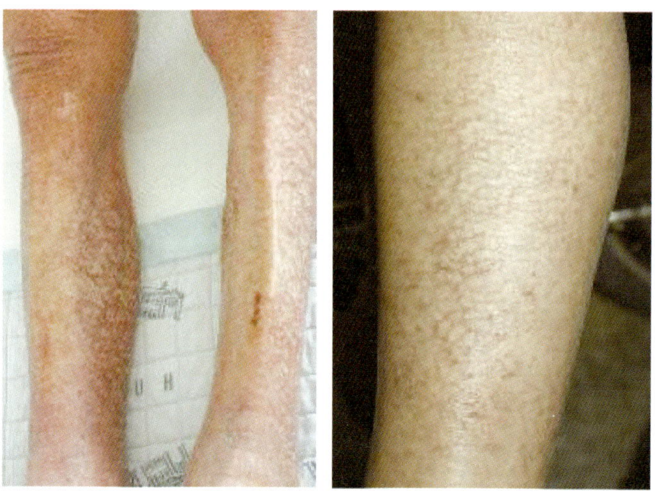

건조증이 심한 경우 발생할 수 있는 건성습진

5 손발저림 등 신경 증상은 어떻게 관리하나요?

▶ 말초신경계 증상이란?

말초신경계 증상은 항암제의 영향을 받아 말초감각신경과 운동신경이 손상을 받게 되고 손끝·발끝이 저리고 화끈거리며 무감각(감각 이상)해지고 통증을 느끼거나 움직임 기능이 저하되는 것을 말한다. 주로 빈크리스틴, 비노렐빈, 옥살리플라틴 등의 항암제를 사용하는 경우 흔하게 발생할 수 있다. 심한 경우 다리에 힘이 없고 발바닥의 감각이 둔해져 걷는 데 지장이 있을 수 있다. 주로 손끝·발끝이 저리고 감각이 무뎌져서 장갑을 낀 것 같은 느낌이나 내 살이 아닌 것 같은 느낌이 들 수 있다.

이런 증상은 대부분 심각할 정도로 나타나지는 않지만, 항암치료가 누적될수록 더 심해질 수 있다. 치료가 끝나면 거의 회복되지만, 항암제의 종류와 치료 기간에 따라 치료 종료 후에도 오랜 기간 지속되고 서서히 회복될 수 있다.

▶ 말초신경계 증상 관리 방법

- 주먹을 쥐었다 폈다 하는 운동을 한다.
- 추위나 찬 것에 노출되었을 때 손상을 입지 않도록 주의한다. 특히 옥살리플라틴이라는 항암제는 찬 것에 노출되면 증상이 더 심해지므로 이 항암제를 투여받는 동안에는 찬 것에 대한 노출을 피한다. 옥살리플라틴을 투여하는 동안 찬물을 마시거나 찬물로 양치질을 하면 갑자기 이가 시리거나 목에 가시가 걸린 것처럼 까끌거리는 느낌이 들 수 있다. 또한 갑자기 차가운 물건을 만지면 찌릿한 느낌이 들 수 있다. 따라서 겨울에는 따뜻한 장갑과 양말을 착용하고, 찬물로 양치질을 하지 않는 것이 좋다.
- 손의 감각이 둔해지면 뾰족한 물건 또는 차갑거나 뜨거운 물건을 만질 때 외상이나 화상을 입을 수 있으므로 보호 장갑을 끼거나 안전에 주의한다.
- 손·발을 물에 넣기 전에 물의 온도를 확인한다.
- 손·발을 항상 깨끗이 씻고 손톱·발톱을 짧게 하여 상처가 나지 않도록 주의한다.

- 상처 예방을 위해 맨발로 다니지 않고, 양말은 부드러운 면으로 된 것을 선택한다.
- 신발 앞부분이 뾰족한 모양은 피하며 편안한 신발을 신는다.
- 면도할 때는 전기면도기를 사용한다.
- 일상생활 중 감각 및 운동기능 저하에 의한 안전사고 발생에 주의하고 운전을 하지 않는다.
- 계단을 오르내릴 때나 샤워할 때에는 미끄러짐에 대비하여 천천히 움직이고 손잡이(난간)를 이용한다.
- 증상이 심해지거나 몸의 중심부(팔·다리의 큰 관절, 몸통)에 발생한 경우 또는 근육의 힘이 약해지는 경우에는 의료진에게 문의하여 증상 완화 약물을 투여받아 증상을 조절한다.

항암화학요법 시 관리 관련 설명처방 동영상

- 항암화학요법 시행 환자와 가족을 위한 안내
- 항암화학요법 시행 환자의 일상생활
- 항암화학요법의 부작용과 관리방법

6 치료 중 즉시 병원에 가야 하는 증상에는 어떤 것이 있나요?

항암화학요법 치료 기간에는 여러 가지 증상이 발생할 수 있다. 증상의 정도에 따라 다음 지침을 따른다.

증상별 대처 지침

증상	경과 관찰	전화 문의	즉시 응급실 방문
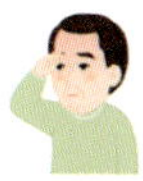 열/오한/감기	가벼운 감기 증상이 있으나 열 없음.	• 증상이 견디기 어려움. • 열 없음.	38도 이상의 고열
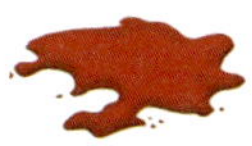 출혈	코피 등 가벼운 출혈이 있었으나 지혈됨.	구강, 피부, 항문, 도관 삽입 부위의 출혈, 질출혈, 객혈 등 예상치 못한 곳에서 출혈이 발생함.	출혈 양이 많고 지속됨.
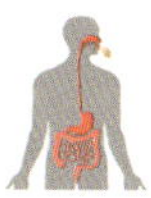 오심/구토/식욕부진	울렁거림이 있으나 어느 정도 경구섭취 가능	• 구토 2회 이상 • 식사량이 반 이상 감소 • 체중 감소	• 물도 먹지 못함. • 음식물을 전혀 먹지 못함.
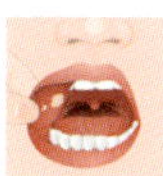 구내염	껴끌거림 있음.	궤양, 부종 등이 있고 통증이 있어 식사에 지장	
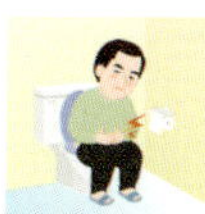 설사	무른 변 (대장암 · 직장암의 경우 수술 후 회복 시까지 무른 변을 자주 볼 수 있음.)	• 물설사 하루 2~3회 • 복통	• 물설사 하루 7회 이상 • 38도 이상의 고열
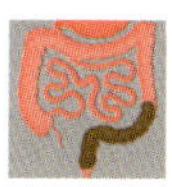 변비		• 3일 이상 대변 못 봄. • 복통	

증상별 대처 지침(계속)

증상	경과 관찰	전화 문의	즉시 응급실 방문
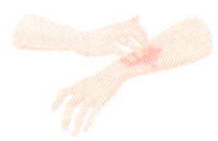 피부발진	발진이 있으나 불편하지 않음.	가려움, 불편감이 동반됨.	38도 이상의 고열
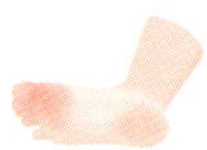 수족증후군	• 붉게 부어오름. • 저린 느낌 있음.	• 갈라짐, 벗겨짐, 물집 • 통증이 동반됨.	
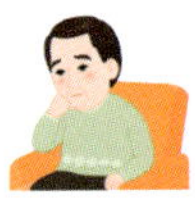 우울/피로/불안		상담이 필요할 때는 언제든지 문의	

7 암치료 중 식사는 어떻게 해야 하나요?

일반적으로 암에 좋다고 알려진 식품이나 영양소는 균형 잡힌 좋은 식습관을 통해 꾸준히 섭취할 때에는 효과가 있을 수 있지만, 단기간의 집중적인 보충으로 암을 치료할 수 있는 것은 아니다.

암환자의 식사요법은 환자가 어떤 치료를 하고 있는지에 따라 달라진다. 다시 말해 수술, 방사선 치료, 항암화학요법과 같이 적극적인 치료를 받고 있는 환자와 치료가 끝난 환자의 식사요법은 그 목표가 다르다. 치료 중의 영양 관리는 충분한 영양섭취를 통하여 치료로부터의 회복과 부작용을 최소화시키는 것이 중요한 목표이다.

암은 그 자체로도 환자의 입맛을 변화시켜 식욕을 떨어뜨리며, 수술이나 항암화학요법, 방사선 치료로 식욕 및 소화력 감소, 입맛의 변화, 오심, 구토, 설사 등 치료와 관련된 다양한 부작용을 경험하면서 식사량이 더욱 줄어들기 쉽다. 식사량과 체중이 감소되는 등의 영양불량 상태에서는 치료를 견디기 어렵고, 치료로 인한 부작용의 위험도를 높이며, 치료 효과도 감소하게 된다.

치료 중 환자의 영양 관리의 목표는 치료 기간 동안 좋은 영양 상태를 유지하여 치료를 잘 받을 수 있도록 하는 것이므로 치료 방법, 치료로 인해 발생 가능한 영양 관련 문제, 식욕 상태와 소화력 등 환자의 전반적인 상황을 고려하여 식사를 계획하는 것이 중요하다.

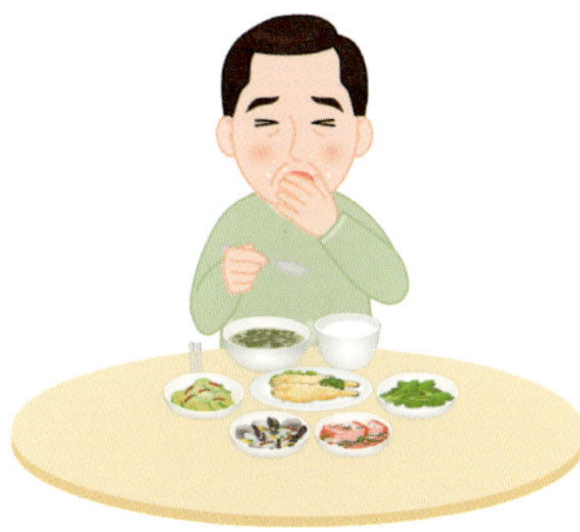

8 암 수술 후 식사는 어떻게 해야 하나요?

암 수술의 특성에 따라 식사 방법이 각기 다를 수 있다. 특히 식사와 연관된 소화기계 암 수술 후에는 더욱 주의해야 한다.

식도암

식도암 수술 후에는 회복 및 합병증의 위험을 줄이기 위해 충분한 영양섭취가 매우 중요하다. 식도절제 수술 후 문합 부분이 회복되는 과정에 금식 기간이 필요하며, 이 기간 중 영양공급과 약물주입을 위해 수술 시 공장루(소장에 관을 넣어 복부 피부 밖으로 빼어놓은 관)를 함께 만드는데, 입으로 식사가 시작되고 섭취량이 회복되는 시기까지 이 공장루를 통해 영양액을 공급하며 섭취가 잘 진행되면 중단하게 된다.

식도절제 수술 후에는 식도 및 하부식도조임근, 위의 일부가 절제되면서 식후 역류, 삼킴 불편감, 조기포만감, 식욕감소 등으로 섭취량 및 체중감소가 나타날 수 있다. 식도암 수술 후 식사를 잘 할 수 있도록 다음 내용을 참고한다.

▶ 식도암 수술 후 주의사항

- 수술 후 초기에는 소량씩 자주 섭취한다.
- 충분히 씹어서 천천히 먹는다.
- 음식은 삼키기 쉽도록 촉촉하고 부드럽게 준비한다.
- 음식물 역류 증상을 예방하기 위해 식사 후 30분 이상은 눕지 않고 기대어 앉아 휴식한다.
- 수분을 천천히 그리고 충분히 보충한다.
- 수술 후 매 끼니 어육류 반찬(고기, 계란, 생선, 해산물, 두부 등)을 한 가지 이상 섭취하여 단백질을 충분히 보충한다.
- 지나치게 싱거운 식사는 환자의 식사량 증가에 방해가 될 수 있다. 수술 후에는

식욕이 저조하므로 환자의 입맛에 맞추어 준다.

- 식사 후 답답하고 더부룩하며 소화가 잘 되지 않을 경우에는 가볍게 걷는다.
- 식사에 대한 불안감은 섭취량 증가 및 수술 후 회복에 도움이 되지 않으므로 잘 먹을 수 있다는 마음으로 편안하게 식사를 한다.
- 공장루를 통해 영양액을 공급하는 동안에는 별도의 보충제가 필요하지 않다. 단, 공장루를 제거한 후에는 섭취량이 부족한 경우 보충제가 필요할 수 있으므로 담당 영양사와 상의한다.

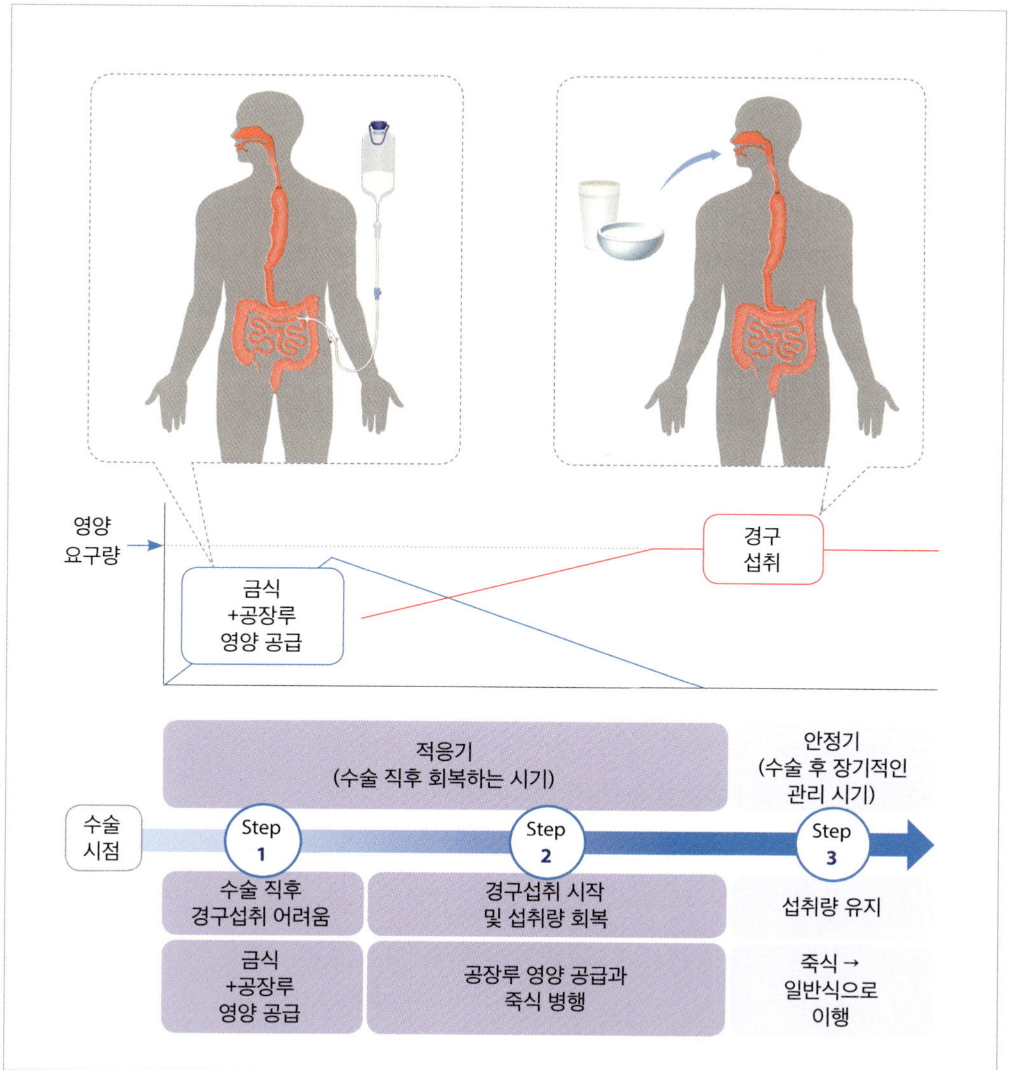

식도암 수술 후의 영양 공급

위암

위절제 수술 후의 식사 관리는 수술 후 경과 기간 및 소화기능 회복 속도에 따라 달라진다. 수술 직후에는 위의 기능이 감소하여 한번에 충분한 양을 섭취하지 못하거나 먹어도 소화가 잘 되지 않을 수 있다. 따라서 수술 직후 회복을 위한 영양필요량에 가능한 가깝게 소량씩 자주 섭취한다.

수술 후 물에서 미음, 죽까지 진행한 후 문제가 없는 경우 퇴원을 한다. 퇴원 후 5일이 지나 죽식에 큰 불편감이 없다면 죽식의 일부분을 진밥으로 소량씩 바꾸어 본다. 식사량 회복 속도에는 개인차가 있으므로 섭취량과 섭취 식품의 종류를 늘릴 때는 소량씩 시도한 후 불편감을 확인하면서 적응 단계를 거치며 점차 늘려준다.

▶ 위의 부분 또는 전체 절제 수술 직후 식사 관리

위의 부분 또는 전체 절제 수술을 받은 직후에는 위의 기능이 감소하므로 감소된 위의 기능을 보완하여 다음과 같이 식사를 한다.

- 충분히 씹어서 천천히 먹는다.
- 소량씩 자주 섭취하고, 불편감이 없다면 식사에 적응하는 정도에 따라 1회 식사량을 점차 늘려 나간다. 단, 절대 과식하지 않도록 주의한다.
- 어육류 반찬을 매 끼니 한 가지 이상 섭취한다.
- 수분은 부족하지 않도록 소량씩 자주 섭취한다. 단, 식사 중에 물이나 국물류의 섭취는 적응도에 따라 조절힌다.
- 단순당 함량이 높은 식품을 한꺼번에 많이 섭취하는 것은 주의해야 한다.
- 지나치게 싱거운 식사는 환자의 식사량 증가에 방해가 될 수 있다. 수술 후에는 식욕이 떨어지므로 수술 후 식사 적응기에는 환자의 입맛에 어느 정도 맞추어 주는 것이 식사량 회복에 도움이 된다.
- 매운 음식의 경우 너무 맵지만 않으면 위점막에 큰 문제가 되지 않는다. 다만 수술 후 회복 초기에는 음식에 포함된 적은 양의 고춧가루에도 속 쓰린 느낌이 들 수 있으며, 이러한 속쓰림이 간혹 위절제 후 역류 혹은 염증 등의 증상과 감별하기 어려운 경우가 있으므로 주의한다.
- 위전절제 수술을 받은 환자의 경우 수술 후 1년 후에는 2~3개월 간격으로 근육주사를 통해 비타민 B_{12}를 반드시 보충해 준다.

덤핑증후군이란?

위절제 수술 후 생길 수 있는 식후 불편감 중 하나로, 위의 기능 중 음식물의 통과 속도를 조절하는 기능이 감소되어 음식물이 소장으로 빠르게 이동하면서 나타난다. 한번에 너무 많이 먹거나 빨리 먹는 경우, 또는 단순당을 함유한 식품을 많이 먹었을 때도 생길 수 있다.

덤핑증후군의 증상 및 대처 방안

▶ 조기 덤핑증후군(식후 30분 이내)

메스꺼움, 설사, 상복부 통증, 팽만, 식은땀, 어지러움 등의 증상

- 조기 덤핑증후군 증상이 발생하면
  → 비스듬히 기대어 쉰다.
- 예방을 위해서는
  → 음식물을 충분히 씹어 가능한 한 천천히 먹는다.
  → 과식하지 않고, 식사량을 늘릴 때는 소량씩 점차 늘린다.

▶ 후기 덤핑증후군(식후 2시간 후)

공복감, 메스꺼움, 무기력감, 손·발 떨림, 진땀 등의 저혈당 증상

- 후기 덤핑증후군 증상이 발생하면
  → 우선, 주스 1컵 또는 사탕 2~3개 등 당분이 빠르게 흡수될 수 있는 형태의 식품을 소량 섭취하여 저혈당 증상을 해결한다. 이후에 간식을 먹거나, 식사 시간이 얼마 남지 않은 경우에는 다음 끼니의 식사를 한다.
- 예방을 위해서는
  → 어육류 반찬과 채소 반찬을 골고루 곁들여 조금씩 여러 번에 나누어 가능한 한 천천히 먹는다. 1회 섭취량이 부족한 경우 식사량을 억지로 늘리려고 하지 말고 간식을 자주 먹는 것도 좋은 방법이다.
  → 단순당 함량이 높은 식품을 습관적으로 자주 섭취하는 것은 오히려 악영향을 미칠 수 있으니 주의한다.

위절제수술과
덤핑증후군

췌장암

췌장암 환자의 80%는 진단 시 이미 15%의 체중감소를 보이며, 췌장의 일부나 전체를 절제한 후에는 영양소 흡수에 필요한 소화효소를 분비하는 외분비 기능이 감소하면서 흡수 불량으로 인해 영양 상태 저하가 발생할 수 있다. 일부에서는 지방흡수 불량이 나타날 수 있으며, 당 대사와 관련된 호르몬의 내분비 기능이 일부 감소하면서 당뇨병이 생기거나 이전에 당뇨병이 있었던 경우에는 혈당조절이 더욱 어려워질 수 있다.

또한 췌장암 수술 후에는 식욕감소, 조기만복감, 위 배출 지연(위에 음식물이 계속 남아 더부룩한 증상이 나타남), 덤핑증후군 등이 나타날 수 있다.

▶ 혈당이 높은 경우

췌장암 수술 후에는 수술로 인한 체내 스트레스나 췌장의 내분비 기능의 감소로 수술 전보다 혈당이 높아질 수 있다. 또한 수술 후 항암치료나 방사선 치료를 하는 경우 치료 자체만으로도 혈당은 더욱 올라갈 수 있다. 이때 혈당 상승이 염려되어 식사 섭취량을 줄이는 경향이 있고, 이로 인해 체중이 감소되는 경우를 자주 보게 된다. 하지만 수술 후 빠른 회복과 합병증 예방을 위해서는 충분한 영양섭취가 무엇보다 중요하다. 과식하거나 단순당 섭취는 피하되, 필요량 범위 내에서 충분히 섭취해야 한다. 높아진 혈당은 의료진과 상의하여 경구혈당강하제 또는 인슐린 용량을 증가시켜 조절하는 것이 좋다.

▶ 흡수불량으로 지방변이 관찰되는 경우

췌장절제 수술 후에는 췌장의 내분비 기능 저하뿐만 아니라 소화효소 분비 기능이 감소하여 영양소 흡수불량이 발생할 수 있고, 이로 인해 체중감소, 더부룩함, 가스참, 지방변, 잦은 변 등의 증상이 나타날 수 있다. 특히 지방변은 배변 후 기름기가 뜨고 변이 물러 쉽게 퍼지며 냄새가 심하게 난다. 지방변이 지속되는 경우 불편감이 커질 뿐만 아니라, 영양소 흡수불량으로 체중감소로 이어지고 수술 후 회복에도 영향을 미칠 수 있다. 소화흡수를 돕기 위해 췌장소화효소 보조제를 복용하지만 효소 분비 기능의 감소 정도는 개인차가 크므로, 설사·지방변 등의 증상이 지속되는 경우 의료진과 상의하여 약물 용량을 조절해야 한다.

지방(기름)은 우리 몸에 꼭 필요한 영양소이며 열량공급의 주요 급원이다. 우리나라의 음식문화는 지방섭취가 많지 않고 대부분 영양섭취기준 이내로 섭취하고 있으므로, 지방변이 있다고 해서 지방을 제외하는 것보다는 췌장소화효소 보조제의 용량을 조절하는 것이 바람직하다. 단, 튀김 등 지방 함량이 많은 식품을 섭취한 후 지방변이 보이는 경우에는 고지방식품 섭취에 주의할 필요가 있다.

대장암

대장암 수술 환자의 경우 절제 부분과 개인에 따라 배변 불편감의 차이가 다양하다. 수분과 나트륨을 흡수하는 상행결장을 절제한 경우에는 대변이 묽어질 수 있고 절제 부분과 범위에 따라 잦은 배변, 잔변감, 설사, 변비의 정도에 차이가 있으므로 본인의 배변 불편감에 따라 섬유소 섭취량을 조절하는 것이 필요하다.

수술 후 약 6주 동안은 장벽이 부어 있어 과도한 섬유소 섭취는 주의하는 것이 좋으며, 충분히 잘 씹어 먹도록 한다.

또한 수술 후 설사로 인한 수분 손실 또는 변비를 예방하기 위해 하루 8~10컵의 충분한 수분 섭취가 필요하다. 수술 후 빠른 회복과 합병증 예방을 위해서는 충분한 열량 및 단백질 섭취가 중요하므로 특정 음식을 피하기보다는 균형 잡힌 식사를 해야 한다.

▶ 장루술(회장루/대장루) 이후 식사 관리

수술에 따라 장루술이 필요한 경우가 있다. 장루의 위치에 따라 회장루와 대장루로 구분할 수 있으며, 각각의 식사 시 주의사항은 다음과 같다.

- 회장루 장루를 통한 수분 및 전해질의 손실이 크므로 탈수를 예방하기 위해 하루 8~10컵의 충분한 수분 섭취가 매우 중요하다. 한꺼번에 많이 마시기보다는 조금씩 자주 섭취하는 것이 수분 흡수에 보다 도움이 된다. 장루가 막힐 수 있으므로 질기거나 단단한 식품은 충분히 씹어 먹는다. 수술 후 초기에는 소량씩 자주 섭취하면서 1회 섭취량이 늘어나면 섭취 횟수를 줄여 준다. 수술 후 초기 배변 양이 많은 경우 잡곡, 채소류, 과일류 등 섬유소가 많은 식품은 과식하지 않는다. 규칙적인 배변 습관 및 가스 발생을 줄이기 위해서는 식사를 규칙적으로 하는 것이 좋다.

● 대장루 회장루에 비해 장루의 구경이 크므로 회장루에 비해 막힐 위험이 비교적 적으나, 마찬가지로 질기거나 단단한 식품은 충분히 잘 씹어 먹어야 한다. 많은 양의 수분이 흡수되어 보다 단단한 형태의 배변이 배설되므로 식사에 섬유소를 제한할 필요는 없으며, 회장루에 비해 배설량이 적다. 가스 발생, 냄새, 묽은 변을 유발하는 식품은 개인차에 따라 조절하며, 변비가 생기지 않도록 수분을 충분히 섭취한다.

수술 후 영양 관련 설명처방 동영상

식도 수술 환자를 위한 식사요법 안내

위암 수술 환자를 위한 식사요법 안내

대장암 수술 환자를 위한 식사요법 안내

두경부 수술 후 식사요법 안내

유방암 수술 환자를 위한 식사요법 안내

9 항암화학요법 중 식사는 어떻게 해야 하나요?

항암화학요법 시 식사 원칙

항암화학요법 중에는 암에 좋은 식품, 나쁜 식품을 가려 먹는 것이 아니라, 체력을 유지하는 데 필요한 열량과 단백질을 충분히 섭취하여 치료로 인한 부작용을 이겨낼 수 있도록 한다. 또한 영양부족으로 인한 체중감소를 예방하고 치료로부터 몸이 잘 회복되도록 해야 한다. 가끔 지나친 식사 제한으로 오히려 환자의 식욕을 저하시켜 영양 상태를 나쁘게 하는 경우가 있다. 먹고 싶은 음식을 찾아서 입맛에 맞게 맛있게 요리하여 먹는 것이 좋다.

항암화학요법 시 균형 식단(예)

아침	오전 간식	점심	오후 간식	저녁
닭죽 호박된장국 황태구이 브로콜리 초무침 나박김치	사과	잔치국수 섭산적 더덕들깨무침 청경채나물 배추김치	오곡 미숫가루와 우유	잡곡밥 비지찌개 가지미구이 깻잎나물 잡채 깍두기

항암화학요법 시행 환자의 영양관리

부작용에 따른 식사요법

치료 중에 영양 상태가 나빠지면 더 많은 부작용이 생기고 심하면 치료를 중단하는 경우도 발생하게 된다. 따라서 치료 기간 동안 좋은 영양 상태를 유지하기 위해, 발생할 수 있는 식사 관련 부작용에 대하여 숙지하고 이에 적합한 식사를 해야 한다.

항암화학요법 중 부작용 증상의 정도는 치료 전 환자의 영양 상태와 연령 및 신체조건, 약물의 종류와 용량, 방사선 치료 병행 여부 등에 따라 달라질 수 있다.

어육류

육류, 계란, 생선, 해산물, 콩류

- 주요 단백질 공급원으로 근육 등의 체조직은 물론 호르몬, 항체 등의 구성을 돕는다.
- 매끼 한두 가지 단백질 반찬을 섭취한다.
- 육류 섭취를 제한하지 않는다. 적당량의 육류로 단백질을 충분히 섭취한다.

채소류

나물, 샐러드, 김치 등 채소 반찬

- 비타민, 무기질과 다양한 생리활성물질을 포함한다.
- 항암치료로 인한 회복 과정에서 충분한 비타민, 무기질 섭취는 매우 중요하다.
- 매끼 두세 가지 채소류 반찬을 골고루 섭취한다.

유제품

우유, 발효유, 두유 등

- 칼슘 등의 무기질 공급과 에너지 및 단백질의 주요 급원이다.
- 매일 1~2컵씩 섭취한다.
- 식사량 감소 시 유제품을 활용하여 영양밀도 높은 간식을 준비한다.

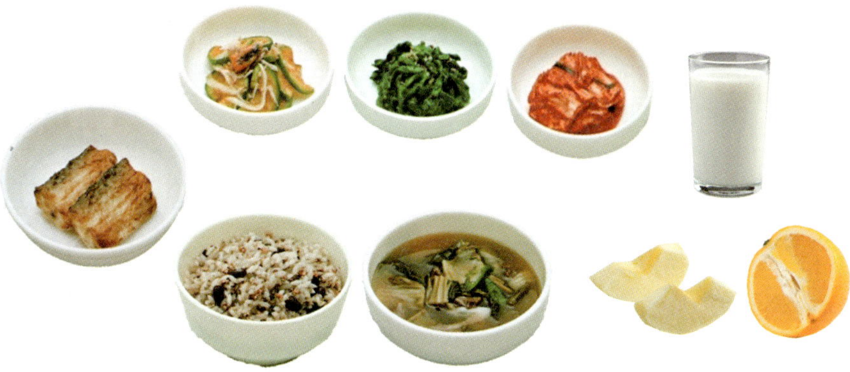

기름류

유지 및 견과류

- 열량보충을 위해 기름 섭취를 제한하지 않는다.
- 조리 시 적당한 식물성 기름을 사용하거나 간식으로 견과류를 매일 한 줌씩 섭취하는 것도 좋다.

주식(곡류)

밥, 면류, 떡, 빵, 크래커, 시리얼 등

- 에너지 공급원으로 중요하며 체중유지를 돕는다.
- 밥 섭취량이 적은 경우 감자, 고구마, 빵, 국수 등을 간식으로 적절히 이용할 수 있다.
- 잡곡밥이 소화가 잘 되지 않거나 싫어지는 경우에는 흰밥을 섭취하는 것이 도움이 된다.

과일류

신선한 제철 과일

- 에너지 공급 및 비타민, 무기질과 다양한 생리활성물질을 포함한다.
- 항암치료 중 충분한 비타민, 무기질 섭취는 매우 중요하다.
- 하루 1~2회 과일을 섭취한다.

항암치료 중 식사 준비

▶ 식욕부진일 때

- 규칙적으로 식사하는 것이 좋으나, 먹고 싶지 않을 때에는 억지로 먹지 않고 먹고 싶을 때 원하는 음식을 먹도록 한다.
- 소량씩 자주 섭취한다. 음식을 수시로 먹을 수 있도록 가까운 곳에 여러 가지 간식을 준비해 놓는다.
- 고형물을 먹기 힘들 경우 두유, 우유, 주스 등의 음료를 마신다. 이때 영양밀도를 높이기 위해 여러 가지 재료를 혼합한 형태로 준비하면 더욱 좋다.

  예) 미숫가루+우유/두유, 과일+우유를 함께 갈아서 마신다.
  삶은 고구마/단호박+우유+견과류+꿀을 함께 갈아서 마신다.
- 수분 섭취는 포만감을 주어 음식 섭취량이 감소할 수 있으므로 식사 전후 30분에 한다.
- 즐거운 분위기에서 여러 사람이 함께 식사를 한다.
- 외식으로 식사 환경을 바꾸어 보는 것도 좋다.
- 지속적으로 음식 섭취가 힘든 경우 영양보충용 제품을 고려한다.

▶ 메스꺼울 때

- 소량씩 자주 섭취한다.
- 냄새가 강한 음식은 피하고, 메스꺼움이 심할 경우에는 시원한 음식을 섭취하는 것이 좋다.

  예) 삶은 계란을 넣은 김치말이국수, 동치미국수와 물만두, 오이냉국, 식혜, 아이스크림 등
- 다양하게 혼합된 음식일수록 영양소를 다양하게 섭취할 수 있다.

  예) 샌드위치, 치즈를 곁들인 크래커, 견과류가 들어 있는 떡이나 빵류 등
- 육류나 생선 섭취가 어려운 경우 짠맛이 약간 있으면서 냄새가 많이 나지 않는 음식이 도움이 될 수 있다.

  예) 만두, 육포, 치즈, (상온으로 식힌) 생선전 등
- 신맛이 나는 레몬 피클류, 레모네이드 등이 도움이 될 수 있다.
- 탄산음료도 메스꺼움을 완화하는 데 도움이 될 수 있다.
- 메스꺼움을 유발할 수 있는 기름지거나 강한 향이 나는 음식은 피한다.
- 환기가 잘 되는 열린 공간에서 식사한다.

▶ 구토가 날 때

- 구토가 날 경우 등 위장이 편안하지 않은 상태에서는 억지로 먹지 않는다.
- 구토 발생 시 수분 및 전해질 손실이 있으므로 1일 2리터 이상 충분한 수분을 섭취한다.
  - 수분은 한 모금씩 천천히 마신다. 빨대를 이용해도 좋다.
  - 수분을 많이 함유한 음식을 섭취한다.

  예) 이온음료, 과일 셰이크, 탄산음료, 푸딩 등
- 건조한 음식을 먹는 것이 구토 예방에 도움이 될 수 있다.

  예) 토스트, 빵, 크래커, 고구마, 부드러운 떡류 등
- 식사 직후 바로 눕지 않는다. 휴식이 필요하다면 30~60분간 기대어 쉰다.

▶ 입과 목에 통증이 있을 때

- 소량씩 자주 섭취한다.
- 부드럽고 삼키기 쉬운 음식을 먹는다.

  예) 고기만두, 연두부, 완자전, 치즈계란 스크램블, 미숫가루+우유/두유, 과일+우유를 갈아서, 삶은 고구마/단호박+우유를 함께 갈아서, 삶은 감자+수프를 갈아서, 푸딩 등
- 자극적인 양념이나 산도가 강한 과일은 피한다.
- 구내염으로 입안이 쓰린 경우 빨대를 이용하여 수분을 섭취한다.
- 뜨거운 음식은 입과 목을 자극할 수 있으므로 상온 이하로 식혀서 먹는다.
- 입안을 자주 헹구어 구강을 청결히 한다.

▶ 입맛에 변화가 있을 때

- 음식 섭취 시 환자가 느끼는 맛을 기준으로 환자의 입맛에 맞추어 양념 사용에 변화를 준다.
- 고기나 생선 조리 시 과즙, 포도주, 드레싱, 소스 등을 이용한다.
- 뜨겁거나 따뜻한 음식보다는 미지근하거나 시원한 음식을 섭취한다.
- 금속성 맛이나 쓴맛을 민감하게 느끼는 경우에는 금속 식기류보다는 사기그릇을 사용하는 것이 도움이 된다.

▶ 설사할 때

- 수분을 충분히 섭취한다.

  예) 물, 누룽지 국물, 맑은 과일주스, 이온음료 등
- 설사가 심한 경우에는 물, 맑은 미음부터 섭취하여 설사가 호전되면 점차 섭취량을 늘린다.
- 칼륨, 나트륨의 손실이 있을 수 있으므로 설사로 인한 손실을 보충해 준다.

  예) 이온음료, 바나나, 사과주스, 삶은 감자, 흰살생선 등
- 상온의 온도로 소량씩 자주 섭취한다.
- 너무 차거나 뜨거운 음식은 피한다.
- 섬유소가 많은 식품들(잡곡, 콩, 옥수수, 줄기채소류 등)은 변의 양을 늘리므로 주의한다.
- 장을 자극할 수 있는 강한 양념이나 카페인 음료, 탄산음료, 우유 및 유제품 등은 피한다.

설사 시 식단(예)

아침	간식	점심	간식	저녁	간식
새우죽 연두부 동치미국물	바나나 사과주스	쇠고기죽 생태조림 동치미국물	감자 으깬 것 토스트 이온음료	대구살죽 계란찜 동치미국물	증편 청포도주스

감염 예방을 위한 식품 취급 요령 및 위생 관리

- 식품 취급 전 반드시 손을 씻는다.
- 신선하고 위생적으로 유통된 식품을 선택한다.
- 육류, 생선, 계란, 두부 등은 충분히 익혀 먹는다. 회, 육회, 굴, 게장, 젓갈류는 제한한다.
- 생채소, 생과일은 깨끗이 씻어 먹는다.

  감염 예방을 위해 날음식을 절대로 못 먹는 것은 아니다. 과일과 채소는 깨끗이 씻어서 먹고, 생선회와 같은 날음식은 백혈구 수치가 회복된 후라면 먹어도 된다.
- 조리된 음식이더라도 상온에서 장시간 보관하지 않는다.

• 조리기구 및 식기를 위생적으로 관리한다.

- 두 개의 도마를 이용하여 하나는 고기, 생선, 해산물 등에 사용하고, 다른 하나는 채소나 과일처럼 익히지 않고 바로 먹는 식품을 다룬다.
- 이차 오염을 예방하기 위해 조리기구는 식재료가 달라질 때마다 세제를 이용하여 뜨거운 물로 씻는다.

• 외식은 깨끗하고 위생적인 곳에서 한다. 단, 뷔페 샐러드바, 김초밥, 내장류를 먹을 때는 주의가 필요하다.

서울대학교암병원 환우의 **'나의 암 이야기' ⑨**

희망과 용기는 암 극복의 원동력(유방암 전이)

5년 생존율 90%라는 '착한' 유방암. 10%에는 들지 않을 거라고 안일하게 생각했기 때문일까요? 진단 후 2년이 채 안 된 어느 날, 표적치료제 치료를 마친 지 얼마 되지도 않아 폐 전이 진단을 받았습니다.

처음 진단받았을 때는 죽음에 대한 공포 때문에 악몽 속에서 깬 날도 많았지만, 전이 판정을 받은 지금은 그저 다시 시작한 항암치료 부작용이 그리 크지 않기를, 내가 잘 견딜 수 있기를, 그리고 사는 동안은 하루하루 즐겁고 감사하게 느끼자고 다짐합니다. 아쉬운 것은, 젊은 환자로 5년간 무탈하게 생존해서 나 같은 고위험군도 희망의 증거가 될 수 있다고 보여주고 싶었는데 그 바람은 이루지 못한 것이네요.

암정보교육센터의 멘토링 프로그램을 통해 저보다 중증으로 진단받았던 선배 암환우를 알게 되었는데, 30회가 넘는 항암치료로 많이 지쳤을 텐데도 멘토링을 해 주셔서 아주 많이 용기를 얻었답니다. 저도 다른 환우들에게 제 컨디션이 허락하는 한 용기를 줄 수 있으면 좋겠습니다. 그리고 혹시 모르잖아요. 전이암이지만 잘 치료되어 정말 희망의 증거가 될지도!

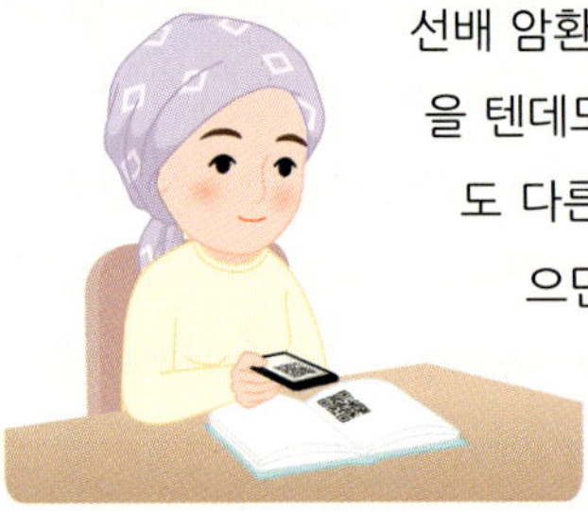

햇볕이 좋아 컨디션이 참 좋은 하루입니다.

10 방사선 치료 중 식사는 어떻게 해야 하나요?

방사선 치료 시 식사 원칙

방사선 치료 시에는 항암화학요법과 마찬가지로 치료 중 충분한 열량과 단백질을 섭취하여 체력을 유지해야 한다. 영양을 충분하게 섭취하지 않는 경우 저장된 영양소가 에너지원으로 사용되어 단백질 손실 및 체중감소가 일어날 수 있다.

방사선 치료 부위에 따른 영양 관련 부작용

치료 부위	부작용
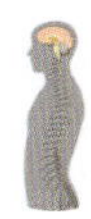 중추신경계 (뇌, 척수)	오심(메스꺼움), 구토, 식욕저하
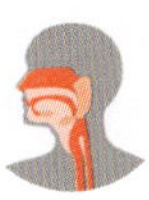 두경부 (혀, 후두, 인두, 구인두, 비인두, 편도, 침샘)	구강건조, 구내염, 인후염, 연하(삼키기)곤란, 저작(씹기)곤란, 삼킴 시 통증, 점막염, 미각변화, 식욕저하
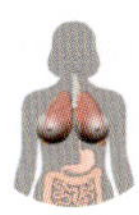 흉부 (식도, 폐, 유방)	연하곤란, 삼킴 시 통증, 가슴쓰림, 식욕저하, 식도협착
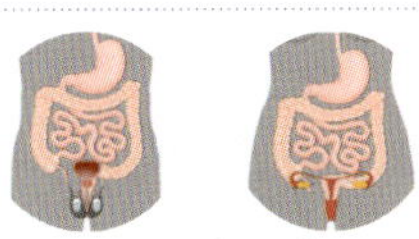 복부 및 골반 (위장관계, 생식기관, 전립선, 대장, 직장)	오심, 구토, 설사, 복부팽만, 복부가스, 장염, 유당불내증, 식욕저하, 흡수불량, 소화불량, 소장협착, 궤양, 폐색, 천공, 누공

부작용 발생 기간

방사선 치료로 인한 대부분의 부작용은 일시적인 것으로, 치료 시작 시점으로부터 2~3주 후부터 시작되고 치료 종료 시점으로부터 2~3주 후면 호전되는 경우가 많다. 단, 일부 부작용은 장기간 만성적으로 나타날 수 있다. 예) 식도협착, 구강건조, 입맛의 변화, 만성 장염 등

부작용에 따른 식사요법

방사선 치료는 국소적인 치료로 치료 부위에 따라 발생하는 부작용이 다르다. 항암화학요법 부작용과 유사한 증상으로 진행될 수 있으므로 해당 부작용에 따라 '9. 항암화학요법 중 식사는 어떻게 해야 하나요?' 중 '부작용에 따른 식사요법'을 함께 참고한다.

▶ 구강건조증의 경우

- 수분을 자주 섭취한다.
- 부드럽고 촉촉한 식품을 섭취한다.

  예) 으깬 감자나 고구마, 부드러운 카스테라, 계란찜, 물만두 등
- 자극적인 양념이나 향신료는 피한다.
- 입안을 촉촉하게 유지하기 위해 단맛이 적은 사탕을 이용한다.
  단, 당분이나 카페인 함량이 많으면 구강건조가 심해질 수 있다.
- 흡연, 음주는 입안을 더욱 건조하게 할 수 있으므로 피한다.

▶ 삼키고 씹기 어렵거나 삼킬 때 목이 아픈 경우

- 소량씩 자주 식사하고 간식을 섭취한다.
- 부드럽고 촉촉한 식품을 섭취한다.
- 뜨겁지 않은 상온의 음식으로 준비한다.
- 영양밀도가 높은 간식을 섭취한다.

  예) 흰죽보다 쇠고기죽이나 해물죽,
  미숫가루+우유/두유, 과일+우유를 갈아서,
  삶은 고구마/단호박+우유/영양보충음료를 갈아서,
  우유와 섞은 계란을 입힌 토스트, 치즈를 곁들인 크래커나 빵 등
- 수분을 충분히 섭취한다.
- 맵고 자극적인 양념 사용을 제한한다.
- 필요 시 영양보충용 제품을 활용한다.
- 감귤류, 주스, 토마토 등의 산성식품은 후두염이나 구강염을 악화시킬 수 있으므로 주의한다.

▶ 복부에 가스가 찬 경우

- 섬유소 섭취량을 줄인다.
- 고지방 식품(튀긴 음식)을 제한한다.
- 가스를 유발하는 식품 섭취에 주의한다.

  예) 유제품, 브로콜리, 양배추, 무, 양파, 파, 당근, 오이, 계란, 옥수수, 콩류, 녹즙, 탄산음료
- 규칙적인 운동을 한다.
- 고유당 식품, 인공감미료, 솔비톨, 만니톨의 섭취를 제한하고 음식 및 음료를 천천히 먹는다.

서울대학교암병원 환우의 **'나의 암 이야기' ⑩**

투병 중인 아버지와 함께하는 세상에서 가장 소중한 드라이브

아버지께서 암 판정을 받으신 지 어느새 6년이 다 되어갑니다. 내 나이 서른이었던 6년 전, 철이 없었을 때는 아버지께서 편찮으시다는 것이 그저 싫은 현실이었을 뿐이었습니다. 하지만 지금 우리 가족은 기분 좋게 매일 300km 이상을 달려 서울대학교병원에서 방사선 치료를 받고 있습니다. 6년 전과 달라진 것이 바로 이것입니다. 병원에 다니는 것을 힘들고 지친 일로만 받아들이지 않고 가족들이 함께하기 위한 좋은 시간이라고 생각하는 것이죠. 언젠가는 아버지가 우리를 떠날 것이라는 사실을 알고 지낸 6년이 우리 가족의 사랑을 더욱더 크게 해주고 있습니다.

늘 곁에 있는 가족이지만 그 사랑을 확인하는 데에는 평생이 걸리기도 하고, 혹은 영영 확인하지 못한 채 이별을 하기도 하지요. 하지만 병과 싸우는 동안은 그 사랑을 확인하기에 충분한 시간이 되는 것 같습니다.

환우분들에게 말씀 드리고 싶은 것은, 지금도 늦지 않았다는 것입니다. 가족과 함께 하는 모든 행동 하나하나 말 한 마디 한 마디를 소중하게 생각하고 견뎌 나가셨으면 합니다. 우리에게는 많지 않은 시간이지만, 그 짧은 시간 동안 사랑의 농도는 충분히 짙어질 수 있답니다.

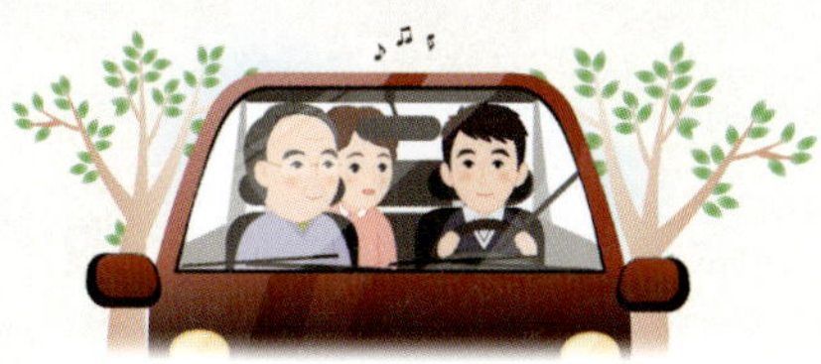

11 조혈모세포 이식 후 식사는 어떻게 해야 하나요?

조혈모세포 이식 후에는 전처치 항암치료로 저하된 체력을 회복하고 이식된 조혈모세포가 생착하여 면역력을 회복할 수 있도록 해야 한다. 이를 위해서는 충분한 열량 및 단백질을 비롯한 균형 잡힌 영양 섭취뿐만 아니라, 면역력 회복 시기까지 감염 예방을 위한 식사 지침을 잘 지키는 것이 중요하다.

그러나 대부분의 경우 치료 과정에서 발생하는 식욕부진, 미각의 변화, 설사 등의 증상으로 인해 섭취량이 부족해진다. 또한 저균식 섭취로 식욕이 잘 회복되지 못하여 섭취량이 더욱 감소하기 쉽다. 감염에 대한 우려로 필요 이상의 적극적인 저균식을 하는 것은 환자의 식욕 및 섭취량 회복에 도움이 되지 않으므로, 영양사와 상담을 하여 환자에게 필요한 저균식의 범위를 잘 이해하고 현재 환자의 식욕 및 소화상태를 고려하여 식사를 하게 한다.

저균식과 무균식
(멸균식) 안내

조혈모세포 이식 후 허용식품 및 주의식품

식품군	허용식품	주의식품
곡류	• 밥, 죽, 국수, 감자, 국수 등 익힌 모든 곡류 • 포장된 빵, 과자류(개봉되지 않은 것)	• 익히지 않은 곡류제품 • 실온에 보관된 크림빵 • 생크림케이크, 치즈케이크 • 포장되지 않은 빵, 과자류
어육류	• 완전히 익힌 생선, 고기, 두부, 계란 • 완전히 익힌 해물류 • 익힌 후 통조림 처리된 식품	• 익히지 않은 어육류(육회, 생선회) • 익히지 않은 해물류 • 익히지 않은 두부 • 덜 익힌 계란 • 익히지 않은 햄, 소시지 • 익히지 않은 젓갈류
채소류	• 껍질이 있는 생채소: 껍질 제거 후 섭취 • 껍질이 없는 생채소: 익혀서 섭취 • 생채소 섭취가 가능한 경우에는 흐르는 물에 여러 차례 잘 씻은 후 섭취 • 개봉되지 않은 통조림 식품 • 김치: 가열 처리 후 섭취	• 익히지 않은 새싹채소
과일류	• 껍질이 있는 생과일: 껍질 제거 후 섭취 • 개봉되지 않은 통조림 식품	• 껍질이 없는 생과일 • 말린 과일, 냉동 과일 • 개봉 후 시간이 지난 통조림 과일
우유류	• 살균 처리된 우유나 두유, 멸균우유 • 살균 처리된 치즈(슬라이스 치즈, 모차렐라 치즈) • 살균 처리된 발효 유제품(요구르트, 요거트 등) • 개별 포장된 아이스크림	• 살균 처리되지 않은 우유, 두유 • 살균 처리되지 않은 치즈 • 살균 처리되지 않은 요구르트 • 포장되지 않은 아이스크림이나 빙수
음료	• 끓인 차 • 캔, 플라스틱, 종이팩, 유리병 등에 개별 포장되어 냉장 보관한 모든 음료류	• 약수: 끓여도 섭취 제한 • 살균 처리되지 않은 주스류: 생과일주스 등 • 끓이지 않은 물로 만든 차: 아이스커피, 아이스티 등
기타	• 설탕, 소금, 식용유, 참기름, 들기름 • 고추장, 된장, 간장: 가열 처리 후 섭취 • 버터, 시판 마요네즈: 개봉 후 냉장 보관 • 개별 포장된 각종 소스류 • 견과류: 껍질을 벗긴 후 충분히 가열한 후 섭취	• 집에서 만든 마요네즈 • 익히지 않은 견과류

주의식품의 경우 주의 기간은 자가이식 후 3개월, 동종이식 후 6개월이다.

12 그 외 암환자의 식사 관련 정보에 대해 알려 주세요

Q 커피는 마셔도 되나요?

A 커피가 암에 나쁜 영향을 미치는 것은 아니므로 기호에 따라 이용할 수 있다. 다만 커피의 카페인이 일시적으로 혈압을 상승시킬 수 있으므로 혈압이 높거나 심혈관계 질환이 있는 경우에는 하루 두 잔 이내로 마시는 것이 좋다.

Q 꼭 유기농 식품만 먹어야 하나요?

A '유기농 식품이 농약에 덜 노출되었기 때문에 건강에 더 좋을 것이다', '영양성분도 일반적인 식품에 비해 좋을 것이다'라고 일반적으로 생각하지만, 유기농 식품의 섭취가 건강에 더 유익한지는 알려져 있지 않다. 또한 식품에 존재하는 잔류 농약이 암의 위험을 증가시킨다는 연구 결과도 없다. 일반 식품들도 충분히 씻는 등 전처리를 잘하여 골고루 잘 먹는 것이 무엇보다 중요하다.

Q 채소 섭취를 위해 녹즙을 마시는데 괜찮은가요?

A 채소는 가능한 음식 형태로 섭취하는 것이 좋다. 치아 건강이 좋지 않아 잘 씹기 어려워 충분한 양의 채소를 섭취할 수 없다면, 즙이 아니라 유제품이나 물과 함께 갈아 섬유소가 포함된 주스 형태로 섭취하는 것이 좋다. 즙의 형태로 먹는 것은 건강에 유익한 섬유소 섭취가 적어질 수 있으며 불필요한 성분을 과량 섭취할 수 있고 간에 부담을 줄 수 있으므로 주의해야 한다.

Q 과일이 좋다는데 많이 먹을수록 좋은가요?

A 과일에는 암 예방 효과가 있는 항산화 비타민 및 생리활성물질이 풍부하며 단맛과 관련이 있는 포도당·과당과 같은 단순당도 존재한다. 따라서 과일을 지나치게 많이 섭취할 경우 당을 과잉 섭취하게 되어 체중이 증가할 수 있다. 건강을 위해서는 간식으로 하루 1~2회 정도 적당량을 섭취하는 것이 좋다. 당뇨병이

있는 경우에는 과일 섭취량과 관련하여 임상영양사와 상의한다.

Q 항산화 비타민제(비타민 C, E, 베타카로틴 등)를 먹으면 치료에 도움이 되나요?

A 식사 섭취량이 부족할 때는 비타민과 미네랄 보충제를 섭취하는 것이 필요할 수 있다. 그러나 영양보충제를 통하여 항산화 비타민과 무기질을 과량 섭취할 경우 부작용이 있을 수 있으므로 가능하다면 영양보충제보다는 균형 잡힌 식사로 섭취하는 것이 좋다.

Q 육류(쇠고기, 돼지고기 등) 섭취가 암 발생의 원인인가요?

A 붉은 고기와 가공육을 많이 섭취하면 대장암의 위험을 증가시킨다는 역학 연구가 있으며, 미국 암협회 암예방 가이드라인에서는 붉은 고기와 가공육의 과량 섭취를 제한하라고 권고하고 있다. 또한 육류나 가공육을 고온에서 조리하거나 직화구이를 하면 발암물질인 다환방향족 탄화수소(PAH)가 생성되어 위암이나 대장암의 위험이 증가할 수 있으므로 튀김이나 직화구이보다는 찌거나 끓이기, 팬에 굽는 등의 방법을 이용하는 것이 좋다.

그러나 육류를 전혀 섭취하지 않는 것보다는 지방이 적은 살코기 위주로 적당히 섭취하는 것이 바람직하다. 육류의 단백질은 필수아미노산을 고루 함유하고 있어 단백질 합성의 중요한 공급원일 뿐 아니라 철분이나 비타민 B_{12}의 좋은 급원 식품이기 때문이다. 따라서 수술, 항암화학요법, 방사선 치료 중에는 육류를 충분히 섭취하도록 하고, 치료 종료 후에는 주 400g 이내로 섭취량을 조절하고 콩, 두부, 계란, 생선, 해산물 등을 골고루 섭취하는 것이 좋다.

Q 흰밥, 밀가루, 설탕은 먹으면 안 되나요?

A 흰밥이나 밀가루, 설탕이 암에 직접적인 영향을 미치지는 않는다. 흰밥, 빵, 면 종류는 맛있게 섭취할 수 있으며, 조리 시 설탕을 사용하는 것도 괜찮다. 치료 중 소화 기능이 감소했거나 식욕이 없는 경우에는 흰밥이나 밀가루 식품을 섭취하는 것이 소화 흡수나 섭취량 증가에 도움이 되기도 한다. 다만 이러한 정제된 형태의 탄수화물 식품들은 혈당을 빨리 올려 인슐린 분비를 자극할 수 있으며, 필요 이상으로 자주 많이 섭취하면 인슐린 저항성을 유발하거나 체중을 증

가시킬 수 있다. 과체중과 비만은 암 발생에 영향을 미칠 수 있으므로 체중조절이 필요한 경우 단순당이 함유된 음료, 빵, 과자류 등의 섭취량을 조절하는 것이 좋다. 또한 소화 흡수 기능에 문제가 없다면 정제된 탄수화물보다는 섬유소가 많은 잡곡류를 선택하는 것이 좋고, 음료는 단맛이 없는 녹차나 블랙 커피 등을 이용하는 것이 좋다.

Q 콩은 많이 먹을수록 좋은가요?

A 콩은 좋은 단백질 급원 식품이며, 콩의 항암 성분인 이소플라본은 일부 암에 대해 예방 효과가 있는 것으로 알려져 있다. 그러나 일부 유방암 환자들에서는 콩을 과도하게 섭취하는 것이 좋지 않을 가능성이 있으므로 일상적인 음식 섭취량 이상으로 콩물, 분말, 보충제 등의 형태로 지속해서 섭취하는 것은 주의해야 한다.

Q 우유가 암에 나쁜가요?

A 우유 및 유제품이 암에 미치는 영향에 대해서는 일관성 있는 연구 결과가 아직 없다. 과량 섭취 시 전립선암 발생 위험이 높아진다는 보고가 있는 반면, 우유에 풍부한 칼슘 섭취가 대장암 발생의 위험을 낮춘다는 보고가 있다. 우리나라 국민의 대부분은 칼슘 섭취가 부족하므로 균형 잡힌 식사를 위해 단백질과 칼슘의 좋은 급원 식품인 우유를 하루 한 컵 정도 섭취할 것을 권장한다.

Q 기름은 적게 먹을수록 좋은가요? 어떤 기름이 좋을까요?

A 적당한 기름은 음식을 맛있게 해주고 항산화 영양소인 비타민 E를 비롯한 다른 지용성 비타민의 흡수를 도와준다. 또한 식물성 기름이나 견과류에 들어 있는 불포화지방산은 필수지방산으로 음식을 통해 섭취하는 것이 필요하므로 볶음, 무침, 지침 등 조리 시 소량씩 사용하는 것을 권장한다. 하지만 기름 섭취가 많아지면 체중이 늘기 쉬우므로 과잉 섭취하지 않도록 주의한다.

Q 음식을 짜게 먹는 식습관이 암에 나쁜가요?

A 짜게 먹는 식습관은 위점막 손상을 유도하고 손상된 세포에 대해 발암물질의 작용이 쉽게 이루어질 수 있어 위암 발생 위험을 증가시킨다. 음식을 맛있게 하는

정도로 양념을 사용하되 국물보다는 건더기 위주로 먹고, 소금에 절인 김치, 장아찌, 젓갈류 등의 섭취는 줄이고 신선한 식품 위주로 먹는 식습관을 갖는 것이 좋다. 그러나 치료 중인 환자의 식사가 너무 싱거우면 식사 섭취량이 줄면서 영양 상태가 저하되고 이로 인해 치료로 인한 부작용이 커지면서 치료를 견뎌내기 어려울 수 있으므로 치료 기간 중에는 환자의 입맛에 맞추어 식사를 준비하는 것이 좋다.

Q 유산균 보충제를 복용해도 되나요?

A 유산균은 장내 유익균 밸런스 유지와 음식물의 소화 흡수, 배변 작용, 면역력 유지에 영향을 준다. 그러나 간혹 유산균을 섭취한 후 첫 며칠 동안 과도한 트림과 가스가 생기는 경우가 있고, 드물지만 항생제로 치료하기 힘든 심각한 감염을 일으킨 사례도 있다. 스테로이드를 복용하는 환자, 항암치료 중인 환자, 장기이식 환자, 에이즈 환자 등 면역력 저하 환자들은 유산균 보충제 섭취에 주의해야 한다.

Q 항암치료가 끝났는데 회를 먹어도 되나요?

A 항암치료가 끝나고 면역력이 충분히 회복된 1~2개월 이후에는 자유롭게 섭취할 수 있다. 단, 항암화학요법 중에는 면역력이 저하될 수 있기 때문에 익히지 않은 어육류(생선회, 육회, 날계란, 해산물 등) 등은 가능한 한 피한다.

Q 보양식 섭취가 치료 중 건강 회복에 도움이 되나요?

A 치료 중 충분한 단백질 섭취는 항암치료로 인한 부작용을 최소화하고 회복하는 데 매우 중요하다. 단백질 급원 식품으로는 육류, 생선, 콩, 두부, 계란, 해산물 등이 있다. 보신탕이나 장어 등의 보양 음식은 단백질은 풍부하지만 동물성 지방 함량도 많으므로 별미식으로 한 번씩 섭취하는 것이 좋다. 사골국, 곰국 등은 단백질보다는 지방이나 무기질 함량이 많으므로 살코기 형태로 먹는 것이 단백질 섭취에 도움이 된다.

따라서 항암치료 중 보양 음식을 먹는 것이 중요한 것이 아니라, 매 끼니 반찬을 통해 단백질 식품을 한 가지 이상 섭취하는 것이 좋다.

13 암으로 인한 변화는 어떻게 준비해야 하나요?

암 진단을 받고 치료를 시작하면 환자는 예상치 못한 다양한 변화와 문제를 경험하게 된다. 검사, 수술, 항암치료, 방사선 치료로 인한 신체적 문제 이외에도 예상치 못한 심리적·경제적 변화, 직장생활의 변화, 사회적 문제와 부딪히게 된다. 이러한 변화를 미리 알고 준비하면 환자와 가족은 치료 과정 이외의 부분에서 발생하는 어려움에 보다 적극적으로 대처할 수 있다.

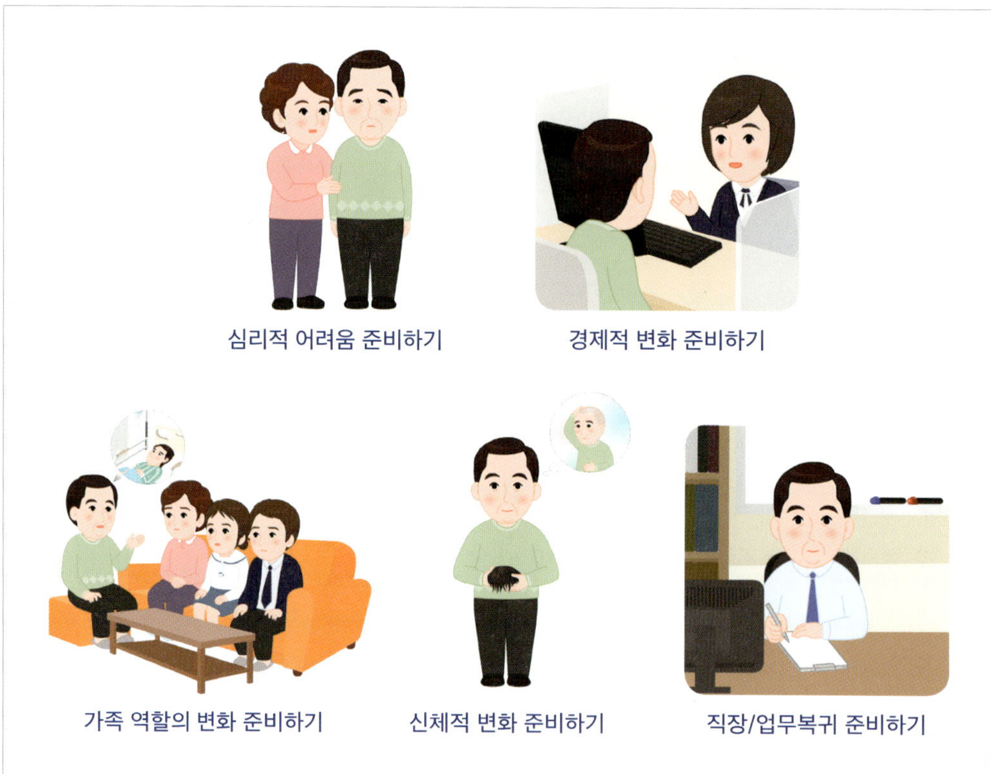

심리적 어려움 준비하기
경제적 변화 준비하기
가족 역할의 변화 준비하기
신체적 변화 준비하기
직장/업무복귀 준비하기

암으로 인한 변화 준비하기

▶ 심리적 어려움 준비하기

암 선고는 대부분의 사람에게 큰 충격으로 다가오며, 이성적으로 현실을 받아들이는 것이 쉽지 않다. 환자가 겪게 되는 정서적 특성을 잘 이해하면 환자와 가족이 서로 도울 수 있는 방법을 찾을 수 있다. 또한 가족이 서로 솔직한 대화를 하는 것도 치료에 도움이 된다. 심리적 상담이 필요한 경우 병원 내 전문가(정신건강의학과 전문의, 사회복지사 등)와 상담을 하면 도움이 될 수 있다.

▶ 가족 역할의 변화 준비하기

환자가 치료를 받기 시작하면 체력의 변화, 시간의 문제, 신체적 변화 등으로 건강했을 때 했던 많은 일들을 처리하지 못하면서 가족 내 역할에 변화가 올 수 있다. 가장의 경우 직장을 그만두면서 다른 가족이 가장 역할을 해야 할 수도 있다. 주부의 경우는 항암치료로 인한 부작용으로 요리를 하는 것이 어려워 가족의 식생활을 챙기는 등의 집안일과 자녀들을 돌보는 일을 하지 못할 수 있다. 또한 발병 후에는 체력의 저하 등으로 인하여 부부간의 성생활에 어려움을 느끼기도 한다. 어린 자녀가 있는 경우 아이를 돌봐줄 사람이 없어 어려움을 겪기도 하고, 아이들이 도움 없이 홀로 학교생활을 해야 하는 등 변화가 있을 수 있다. 따라서 가족 간에 상의를 하여 엄마 역할이나 가장 역할을 대신할 사람을 찾을 수 있다면 치료 과정에서 발생할 수 있는 혼란을 줄이는 데 큰 도움이 될 수 있다.

▶ 경제적 변화 준비하기

항암치료, 수술 등의 암치료를 하면 일정 기간 일을 할 수 없어 직장을 그만둬야 할 수도 있다. 또한 암치료로 많은 비용이 발생하기 때문에 환자와 가족은 치료비 마련에 어려움을 겪게 된다. 이때 병원 사회복지사와의 상담을 통해 경제적 도움을 받을 수 있는 후원기관, 생활비 지원 제도, 국가의 복지정책 등에 대해 정보를 얻을 수 있다.

▶ 신체적 변화 준비하기

항암치료로 인한 탈모, 수술 후유증 등 신체적인 변화가 올 수 있다. 자세한 내용은 '3. 탈모는 모든 암환자에게 생기나요?'를 참고한다.

▶ 직장/업무복귀 준비하기

활동 시간을 서서히 늘려 나가고 일상생활에 무리가 없다면 치료 후 1개월 정도에 직장이나 평소 일하던 장소에서 일을 시작해 볼 수 있다. 업무량을 조절하여 처음부터 무리하지 않도록 하고, 심한 육체적 활동이 필요한 일은 3개월 이후에 시작하는 것이 좋다. 구체적인 것은 의료진과 상의한다.

서울대학교암병원 환우의 **'나의 암 이야기'** ⓫

유방암으로 인해 더욱 성숙해진 나의 삶

암은 지금도 너무 두렵고 무섭지만, 암이 내게 준 건 아픔보다 기쁨이 훨씬 크다고 당당히 말할 수 있습니다. 암은 나도 몰랐던 내 마음의 세계를 바라보고 살아갈 기회를 주었고, 암을 치료하는 과정에서 고마운 사람들도 많았습니다.

특히 제 몸에 멍울이 잡히는 것을 처음 알아차리고 병원에 꼭 가라고 손잡고 당부하셨던 피부과 선생님, 그리고 항암화학요법 중 구토가 너무 힘들어 찾아갔던 단전호흡 학원에서 본인이 겪은 암 투병기를 들려주면서 이겨낼 수 있다는 마음의 용기를 주신 선생님. 이분들을 통해 세상에 따뜻한 사람도 참 많다는 것을 알게 되었습니다. 또한 마음 가는 데 몸도 간다는 옛말이 무슨 뜻인지 조금은 이해하며 병을 이겨낼 용기를 얻었고, 인생을 어떻게 살아야 하는지 깨달음도 얻게 되었습니다.

처음에는 직장 복귀는 엄두도 내지 못했지만, 만신창이가 된 모습으로 험난한 세상에 다시 나섰습니다. "그래서 뭐 어쩌라고!"라는 외침과 함께요. 물론 마음을 고쳐먹는다 해도 인생은 만만치 않습니다. 하지만 힘들다는 것을 인정하고 이겨낼 때 더 성숙하고 멋진 내가 될 수 있다는 것을, 저는 암을 통해 배웠습니다.

14 스트레스 대처 방법에 대해 알려 주세요

암환자와 스트레스

암환자들은 암 진단과 투병 과정에서 신체적·정신적·사회적·경제적·영적 어려움을 겪기 쉽다. 암환자가 된다는 것은 누구에게나 놀랍고 두려우며 슬프고 괴로운 경험으로 큰 스트레스가 될 수 있다. 또한 치료 도중 탈모나 구역, 식욕부진 등 신체 증상으로 인한 고통, 암의 진행·전이 등과 같은 나쁜 소식, 투병으로 인한 고립이나 인생의 의미 상실 등도 스트레스가 될 수 있다.

전체 암환자의 20~40%가 상당한 정도의 정신적 고통을 겪고 있고, 이러한 스트레스는 전체 치료 과정에 나쁜 영향을 미칠 수 있다. 암환자들이 겪는 정신적 고통을 미국국립종합암네트워크에서는 '디스트레스(Distress)'라는 용어로 기술하고 디스트레스 가이드라인을 제시하였다. 그만큼 스트레스 관리를 암치료의 필수적인 요소 중 하나로 보고 있다는 의미이다.

암치료 중 나타날 수 있는 정신건강 문제

구분	내용
수술	• 수술이나 마취와 관련된 불안 • 수술 후 변한 몸 상태에 대한 적응/상실감 • 재발에 대한 걱정
항암화학요법	• 항암화학요법 관련 불안 • 항암화학요법 전 스트레스 등으로 야기된 구토 • 불면/우울/상실감 • 탈모 등 신체증상으로 인한 스트레스 • 집중력/기억력 감퇴 • 피로
방사선 치료	• 방사선 치료 관련 불안/공포 • 피로 • (일부 부위의 경우) 집중력/기억력 감퇴

스트레스에 대처하기

스트레스에 대처하는 방법은 다음을 참조한다.

▶ 나의 감정 표현하기

나의 감정을 가까운 사람이나 의료진에게 표현하는 것이 마음을 안정시키는 데 도움이 될 수 있다. 이때 전화, 그림, 음악, 사진 등 다양한 방법을 이용할 수 있다. 감정을 표현하는 것을 어렵게 생각하지 말고 표현해 본다.

▶ 지인들과 감정 공유하기

가족이나 친구에게 내가 느끼는 힘든 감정을 표현해 본다. 이런 감정은 당연한 것으로 자신의 감정을 다른 사람과 공유하면서 위안을 얻을 수 있다.

▶ 운동하기

치료 중에도 규칙적인 생활과 적절한 신체활동을 유지하는 것이 도움이 된다. 적당한 운동은 우리 몸의 면역력을 높여주므로 매일 혹은 격일로 가벼운 운동을 해본다. 하지만 지나친 운동은 해가 될 수 있으니 의료진과 상담한 후 적당한 운동을 하는 것이 좋다.

▶ 명상하기

명상은 마음의 안정을 찾을 수 있다. 평소 스트레스 해소에 도움이 되었던 활동(예: 명상, 기도, 요가, 음악 감상, 일기 쓰기 등)을 시도해 본다.

▶ 환우회 모임 참여하기

비슷한 질병으로 치료받고 있거나 치료를 받은 환자 및 가족 모임에 참여하는 것도 치료에 도움이 될 수 있다. 자조모임에 참석해 비슷한 고민을 나누다 보면 혼자만의 고민이 아니라는 사실을 알게 되어 마음을 정리하거나 정보를 얻는 데 도움이 되기도 한다. 하지만 때로는 잘못된 의학 정보가 오고갈 때도 있으므로 의료적인 내용은 꼭 의료진과 상의한다.

▶ 종교생활

종교적인 믿음은 마음을 편안하게 해주고 상황을 겸허하게 받아들이는 데 도움을 줄 수 있다. 본인에게 맞는 종교를 찾아 종교생활을 시작하는 것도 하나의 방법이 될 수 있다.

▶ 전문가와 상담하기

아무리 암에 잘 대처하고 있다 하더라도 누구에게나 의기소침해질 때가 있다. 정신건강의학과 전문의, 사회복지사 등 정신건강 전문가에게 상담을 받는 것을 부끄럽게 생각할 필요가 없다. 심리상담을 받는 것은 자신이 약하다는 신호가 아니라 강하다는 신호이다.

▶ 기타

- 항상 긍정적인 태도를 가질 수 없다는 것에 죄책감을 갖지 않는다.
- 미래에 대한 불안감이 커질수록 '지금, 오늘'에 집중하고 충실하도록 한다.
- 불안이 심해질 때에는 호흡에 집중하면서 천천히 숨을 쉰다.
- 카페인과 알코올은 건강뿐 아니라 불안이나 불면을 악화시킬 수 있으므로 제한하는 것이 좋다.

정신건강 관련 설명처방 동영상

암치료 시기의
스트레스 관리 안내

암 생존자의
스트레스 관리 안내

15 암 관련 피로란 무엇인가요?

암 관련 피로란?

암 관련 피로란 '적절한 휴식에도 불구하고 지속되는, 일상적인 기능 상태를 저해할 정도의 주관적인 쇠약감과 피로감'으로 정의할 수 있다. 일반 건강인에게 생기는 피로는 대부분 휴식에 의해 호전되지만, 암 관련 피로는 휴식으로 잘 호전되지 않는 경우가 많다. 피로는 암환자에서 통증보다 흔하게 나타나는 증상으로, 대개의 항암치료나 방사선 치료 후에 예측될 수 있는 부작용이다.

처음 암 진단을 받은 환자의 약 70~80%가 피로를 호소하며, 이 중 60~70%는 일상생활에 심각한 장애를 보인다고 한다. 암의 진행과 치료 과정에서 발생한 피로로 인해 신체활동이 감소하고, 신체활동이 감소할 경우 통증과 피로를 비롯한 여러 증상들이 더 악화될 수 있다.

▶ 암 관련 피로 극복 방법

- 규칙적인 운동을 하거나 신체활동을 유지한다(주당 2.5시간 이상, 매일 30분 정도).
- 40분 이상 햇빛을 쬐는 습관을 갖는다.
- 수면은 규칙적으로 하고, 낮잠은 가급적 적게 잔다.
- 식사는 대개 제한 없이 하되, 보조식품은 의사와 상의하는 것이 좋다.
- 지지모임, 스트레스 관리 등 정신·사회적인 지지를 활용한다.
- 필요할 때는 약물치료를 고려한다.

16 암환자의 운동에 대해 알려 주세요

암치료 중에도 운동을 전혀 하지 않는 것보다는 적절하게 신체활동을 하는 것이 좋다. 항암치료나 방사선 치료를 하고 있다면 낮은 강도로 천천히 운동한다. 단, 암치료의 부작용으로 인해 운동능력이 저하될 수 있으므로 운동을 시작하기 전 의료진과 상의한다.

▶ 암치료 중 운동 시 주의할 사항

- 심한 빈혈이 있으면 빈혈이 회복될 때까지 운동을 연기한다.
- 면역기능이 감소한 상태라면 백혈구 수치가 회복되기 전에는 체육관과 같은 공공시설에서 운동하는 것을 피하는 것이 좋다. 조혈모세포를 이식받았다면 이식 후 1년까지 공공장소는 이용하지 않는 것이 좋다.
- 심한 피로감으로 운동하기가 곤란하다면 매일 10분 정도씩 스트레칭을 한다.
- 방사선 치료 시에는 피부가 염소 성분에 의해 자극되지 않도록 주의한다(예: 수영장 물 주의).

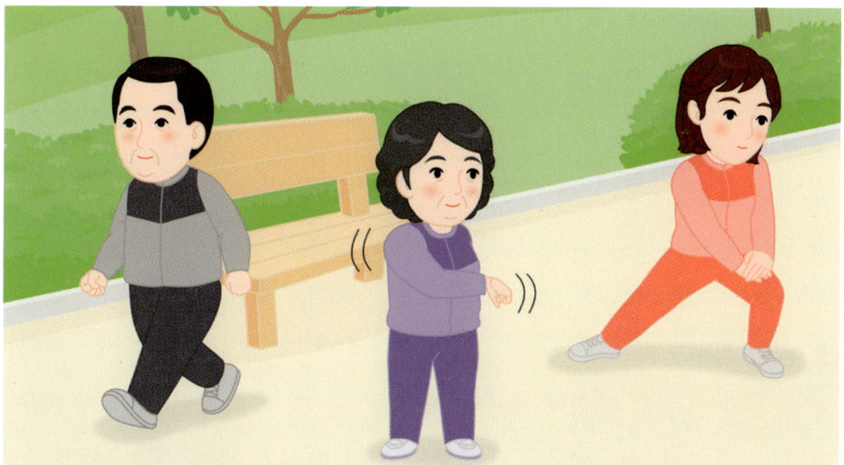

암치료 중 환자의 운동

- 카테터를 삽입하고 있는 경우에는 감염되지 않도록 물을 피하고, 근력운동 시 카테터가 이동하지 않도록 주의한다.
- 말초신경병증이 있으면 해당 부위의 근육 약화와 균형감각 저하로 운동능력이 감소될 수 있으므로, 이 경우 걷기나 달리기보다 실내 자전거 운동이 더 좋다.

암치료별 운동 방법

▶ 항암치료를 받고 있는 경우

- 스트레칭 정도의 가벼운 유연성 운동을 하는 것이 좋다.
- 무리한 운동은 피한다.
- 가벼운 유연성 운동과 유산소 운동을 병행한 경우 치료 부작용 감소에 도움이 될 수 있다.
- 환자의 전신 상태에 따라 운동 강도를 증가시킬 수 있다.

▶ 방사선 치료를 받고 있는 경우

- 산책, 맨손체조, 가벼운 등산 등이 가능하다.
- 환자의 전신 상태나 동반 질환의 유무에 따라서 운동의 종류 및 강도에 차이가 있다.
- 피로감을 느끼지 않는 정도의 강도로 운동을 한다.
- 방사선 치료 중인 부위의 피부를 직접적으로 자극하는 수영 등의 운동은 주의한다.
- 땀이 많이 나는 운동의 경우 의류가 치료 중인 부위의 피부에 닿아 자극을 줄 수 있으므로 주의한다.

▶ 수술을 받은 경우

- 수술 직후에는 수술 부위에 통증이 발생할 수 있고 감염이 생기기 쉬우므로 주의한다. 침대에서 가볍게 스트레칭하는 것과 병실을 걷는 것만으로도 충분한 운

동이 된다. 수술 부위와 상태에 따라서 의료진의 조언을 들은 후 움직이는 것이 안전하다.

- 수술 후 1개월 동안에는 스트레칭과 가벼운 유산소 운동(아침, 저녁 30분~1시간씩 가볍게 걷기)이 좋다.
- 수술 후 2~3개월에는 자전거, 등산 등 가벼운 운동이 가능하다.
- 수술 3개월 이후에는 본인이 즐기던 대부분의 운동이 가능하다. 단, 암 종류별로 운동법에 차이가 있을 수 있으므로 운동 전에 의료진에게 확인하는 것이 좋다.

암 종류별 운동 지침

구분	유연성 운동	유산소 운동	저항성 운동	주의할 점
유방암	스트레칭은 암종에 관계없이 권장됨.	일반인과 같은 정도의 운동이 권장됨.	낮은 강도	골절 위험
전립선암			골반저근 운동 포함	골절 위험
위암/대장암			장루가 있는 경우 장 탈출 조심	장루가 있는 경우 주의
부인과암			-	말초신경병증 동반 시 실내 자전거 권장
혈액암			-	혈구 수치가 비정상일 때 주의
조혈모세포 이식		낮은 강도		격렬한 운동은 금기

격렬한 운동이란 에어로빅, 달리기, 빠른 자전거 타기, 축구, 빠른 수영과 같이 힘들게 움직여 평소보다 숨이 훨씬 더 차게 만드는 운동을 말한다.

수술 후 운동 관련 설명처방 동영상

유방암 수술 환자의 팔운동 안내

갑상선 수술 후 목운동 안내

17 암성 통증이란 무엇인가요?

암성 통증이란?

암성 통증(cancer pain)이란 암환자가 겪는 통증을 포괄적으로 뜻하는 말로 그 원인은 다양하다.

암성 통증은 암환자의 삶의 질에 많은 영향을 끼치며, 암의 종류나 진행 정도 및 환자 개개인의 전신적인 상태에 따라 통증 정도가 다르게 표현될 수 있다. '아프다, 저리다, 당긴다, 살을 에는 것 같다' 등 여러 형태의 불편감으로도 나타날 수 있다.

암환자의 절반 이상이 통증으로 고생하고 있다. 대개 암으로 진단을 받은 시점이나 중간 정도 진행된 단계에서 이미 30~50%의 환자가 중등도의 통증을, 그리고 진행된 경우 80~90%의 환자가 통증을 호소한다. 하지만 전체 암환자 중 25%는 적절한 통증치료를 받지 못한 채 고통 속에서 사망하고 있다.

▶ 암성 통증의 원인

- 암 자체의 직접적인 조직 침윤에 의해 발생한다.
- 수술은 수술 부위로 인해, 항암치료나 방사선 치료는 말초신경 손상에 의해 발생한다.
- 암과 관련된 전신 쇠약이나 대상포진 후 신경통 등의 통증이 발생한다.
- 암과 관계없이 환자가 가지고 있던 두통이나 류머티즘 질환 등에 의해 통증이 발생한다.

▶ 암성 통증의 치료

암성 통증은 그 원인이 되는 암 자체에 대한 치료로 해결하는 것이 가장 이상적이다. 그러나 이것이 불가능한 경우 대부분의 암성 통증은 약물치료, 주사치료, 물리치료, 회피요법으로 조절한다. 환자의 통증을 자주 조사·평가하여 초기에 발견하고 발생 초기부터 적극적으로 해결해야 한다.

- **약물치료** 가장 기본적이고 중요한 치료법으로 경구, 직장, 피부, 비강내, 정맥 혹은 피하주사, 경막외 주입, 뇌실내 주입, 지속적 주입장치를 이용한 주입 등 다양한 방법이 있다.
- **신경블록요법** 약물에 의해 적절한 진통 효과를 얻을 수 없거나 약물 부작용 등으로 인해 약물의 용량을 줄여야 하는 경우, 혹은 통증의 위치가 국한되어 나타나는 경우 통증을 일으키는 해당 신경을 국소마취제 등을 이용하여 차단하거나 신경파괴제 등을 이용하여 신경을 파괴하여 통증 전달을 막는 방법이다.
- **최소침습적 외과적 시술** 통증을 전달하는 경로를 외과적 방법을 이용하여 차단하거나 척추에 전이된 암에 대해 직접 치료하는 방법이다.
- **신경자극술** 척수에 전기 자극을 주어 아편 유사제인 엔도르핀을 유리시켜 통증을 완화시키는 방법이다.

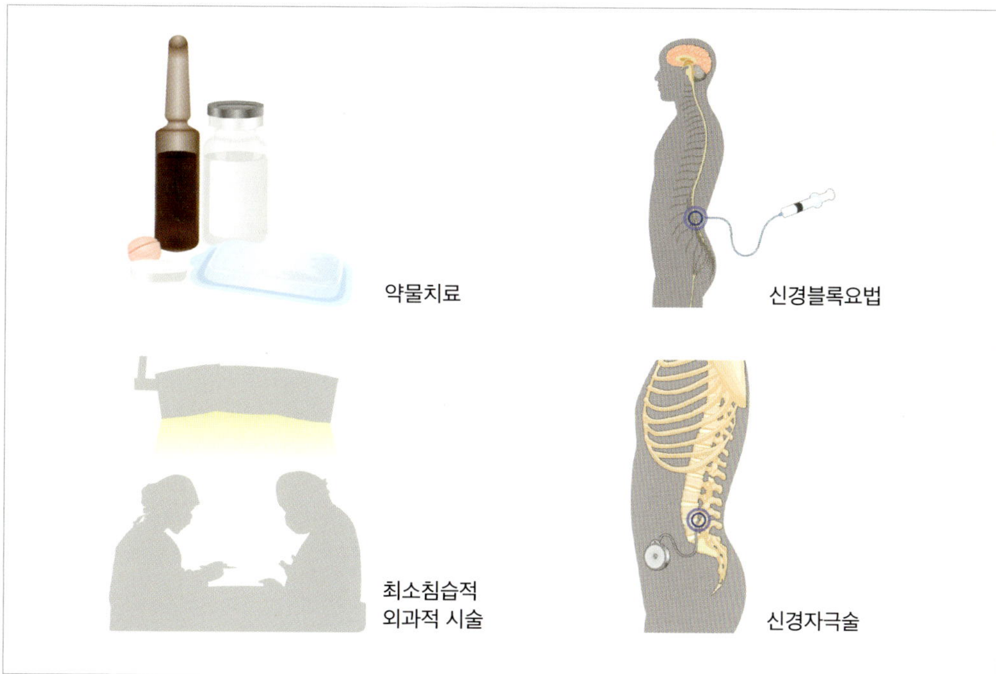

암성 통증의 치료

▶ 암성 통증 관련 주의사항

- 암성 통증은 원인 암의 진행을 의미하는 것일 수 있기 때문에 면밀히 관찰한다.
- 통증이 심하지 않을 때 치료해야 더 쉽게 조절할 수 있고 만성화를 예방할 수 있으므로 참지 말고 통증치료를 받는다.
- 암에 의한 통증은 참는다고 해결되지 않으며, 불면, 불안, 피로, 공포, 권태, 고독감, 우울, 분노 등 정신적·신체적인 증상을 유발할 수 있기 때문에 초기부터 적극적으로 조절하겠다는 마음가짐이 중요하다.
- 통증 조절을 위하여 처방된 진통제는 환자에 맞게 조절되므로 중독에 대한 두려움을 미리 가질 필요는 없으며, 통증 양상에 따라 가장 효과적이고 안전한 진통제와 용량을 처방받는다.

마약성 진통제
복용 안내
(경구약 및 패치)

SNUH 건강
Talk Talk

통증, 참는 것만이
미덕인가?

통증치료 뒷전,
암환자의 고통

18 여성 암환자의 임신과 성생활에 대해 알려 주세요

여성의 생식기와 임신을 위한 기관은 골반에 위치하여 이 기관과 연관된 수술을 하는 경우 임신과 성생활에 영향을 줄 수 있다. 골반에 위치한 기관으로는 자궁, 자궁경부(질의 맨 윗부분에 해당하는 자궁 입구), 난관, 난소(난자와 호르몬을 만드는 기관), 질, 외음부(음핵, 소음순, 대음순 등), 방광(소변 저장 기관), 직장(장의 끝부분)이 있다.

▶ 항암화학요법 시 성생활과 임신

항암화학요법을 받는 여성 중 상당수가 조기폐경을 경험하게 되고, 이 경우 안면홍조가 나타나거나 질이 건조하고 좁아 성관계 시 불편함을 느끼거나 생리주기가 달라질 수 있다. 또한 질 내벽이 얇아져서 성관계 후에 약간의 출혈이 있을 수도 있다.

치료 후에 출산을 원하는 경우에는 항암화학요법을 시작하게 전에 치료가 출산 가능성에 영향을 줄 수 있는지 반드시 의사와 상의해야 한다. 상당수의 항암화학요법 약물이 난소 기능을 손상시킬 수 있으며, 항암화학요법 후에 난소가 제 기능을 유지하는 경우도 있지만 그렇지 않은 경우도 있다.

▶ 골반 부위 방사선 치료와 성생활

골반 부위의 방사선 치료는 여성의 성생활에 영향을 줄 수 있다. 난소가 방사선에 많이 노출되면 난소의 기능이 중단될 수 있는데, 단기간에 그치기도 하지만 평생 지속되는 경우도 있어 이로 인해 폐경이 유발될 수 있기 때문이다. 따라서 이후에 출산을 원할 경우에는 치료를 시작하기 전에 의사에게 이를 알려야 한다.

방사선 치료 과정과 그 이후 몇 주 동안에는 질 부위가 예민해질 수 있고, 치료 부위가 회복되면 흉터가 남아서 질 벽이 두껍고 딱딱해질 수 있다. 방사선 치료 흉터로 질이 짧아지거나 좁아져서 성관계 시 예전처럼 이완되지 못할 수 있다. 방사선 치료로 손상된 질은 또한 내벽이 얇아져 쉽게 찢어질 수 있기 때문에 성관계 후 약간의 출혈이 있을 수 있고 미란(점막이 국소적으로 괴사된 병변)이 발생하는 경우도 가끔 있어, 이런 경우에는 방사선 치료가 끝난 후에 성생활을 하는 것이 좋다.

▶ 성생활 문제 대처 방법

기본적으로 성적 쾌감을 느끼는 방식에 관해 마음을 열고 파트너와 성생활에 관해 솔직하게 대화를 나누며 좋은 기분을 유지하는 것이 좋다. 성생활에 도움을 주는 약품으로는 다음과 같은 것들이 있다.

- 윤활제 원활한 성관계를 위해 추가로 윤활제가 필요할 수 있다. 윤활제를 고를 때는 평범하고 투명한 수성 젤로 사용하고, 궁금한 점은 간호사나 의사, 약사와 상의한 후 사용한다.
- 질 보습제 우리나라에서는 현재 아스트로글라이드가 시판되고 있으며, 주 2~3회 사용하면 질의 보습을 유지할 수 있다. 보습제를 사용하더라도 성관계 중에 윤활제를 추가로 사용할 필요가 있는 경우도 있다.
- 질 호르몬제 젤, 크림, 링, 정제형의 호르몬제는 건조증과 질 내벽이 얇을 때 사용하면 좋다. 호르몬제는 대부분 질 내부로 삽입해서 사용하고 일부는 외음부에 사용하기도 하는데, 혈류로 유입되는 호르몬 양은 극히 일부이다. 호르몬제 구입은 의사의 처방이 있어야 가능하다.

▶ 가임력 보존 치료

항암화학요법 및 방사선 치료 가능성이 있는 암 진단을 받은 경우 가임력을 보존하기 위해 호르몬요법이나 정자, 난소 및 난자 동결보존, 난소전위술 등을 고려할 수 있다. 자궁경부암 초기에 자궁경부원추절제술이나 광범위 자궁경부절제수술로 치료를 한 경우에는 임신과 출산이 가능하다. 따라서 출산을 원하는 경우 치료 전에 이에 대해 의사와 상의해야 한다.

가임력 보존 치료 안내 설명처방 동영상

가임력 보존 치료 안내(남성)

가임력 보존 치료 안내(여성)

19 암환자의 재활치료는 어떻게 하나요?

림프부종

림프부종이란 조직 사이(피부 및 피하지방 안)에 비정상적으로 림프액이 축적되는 것을 말한다. 림프계의 손상에 의해 발생하며, 조직 내의 과도한 단백질 축적, 부종, 만성 염증, 섬유화가 복합적으로 나타난다.

림프부종이 생기면 부종이 생기는 부위의 팔·다리 둘레 및 부피가 증가하고 통증이나 저린 감, 무거운 감이 느껴진다. 또한 근력이 약해지며 힘이 감소하고 팔·다리의 움직이는 범위가 제한될 뿐 아니라 이로 인해 그 기능이 감소하게 된다. 부종이 있는 부위와 없는 부위의 둘레가 2cm 이상 차이가 나고 피부 주름의 소실이 있는 경우 임상적으로 림프부종으로 진단하는데, 핵의학 검사를 통해 진단할 수 있다.

림프부종이 일어나는 원인

① 암 수술 시 림프절 절제를 시행한 경우
림프부종의 가장 흔한 원인은 유방암에서 시행되는 유방절제술이다. 특히 액와림프절 제거술을 시행한 경우 잘 발생한다. 또한 자궁경부암, 자궁암 등의 부인과암 수술 시 골반 내 림프절 절제를 시행한 경우 하지 림프부종이 발생할 수 있다.

② 방사선 치료, 항암치료
방사선 치료 시 치료 범위에 포함된 림프절이 손상되면서 림프부종이 발생할 수 있다. 항암치료 시에도 림프절 손상이 유발되는 경우 림프부종 발생 가능성이 있다.

③ 암
암 자체가 림프계의 흐름을 막아 림프부종이 일어날 가능성이 있으므로 암치료 후 발생하는 림프부종의 경우 재발 여부를 확인해야 한다.

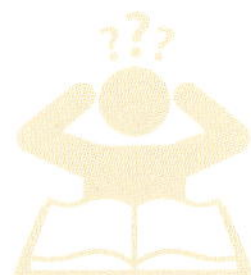

④ 기타
외상, 감염, 만성 정맥부전증 등의 경우 림프부종이 발생할 수 있다.

▶ 림프부종의 치료

- **피부 관리** 외상을 입지 않도록 조심하며 건조하지 않고 청결하게 관리한다.
- **마사지** 마사지는 부종액을 흡수시키고 이동하게 하는 효과가 있으며, 림프액이 통과할 수 있는 림프관 및 림프 모세혈관의 생성을 도와준다. 피부가 당겨져야 하므로 새 깃털을 만지는 듯 부드럽게, 동전을 얹은 것 같은 느낌이 들도록 마사지한다.
- **붕대요법** 마사지 이후나 운동 시 붕대를 감으면 부종액의 재발생을 방지할 수 있다. 붕대요법에 사용되는 붕대는 일반 붕대와는 다르게 비탄력적이므로 근육의 수축에도 모양이 변하지 않아 림프부종액 흐름이 원활하도록 도와준다.
- **운동법** 운동을 하면 근육 수축이나 관절 움직임을 통해 림프액의 흐름을 향상시키고 근육의 소실을 막을 수 있다. 운동 중이나 운동 후 스타킹이나 붕대를 착용하는 것이 효과적이며, 복식 호흡과 함께하는 것이 좋다.

▶ 림프부종 치료 및 관리 시 주의사항

림프부종이 발생한 부위는 감염에 취약하여 연부조직 감염, 림프관염 등이 발생할 수 있으며, 심하면 연부조직 괴사까지 일어날 수 있다. 또한 통증, 심부정맥혈전증 등이 동반될 수 있으며, 심한 경우 피부의 변성을 초래하기도 한다. 따라서 다음과 같은 점에 주의한다.

- 부종 위험이 있는 부위의 피부에 상처가 생기지 않도록 주의한다.
- 부종 위험이 있는 부위의 팔로는 무거운 물건이나 핸드백을 들지 않는다.
- 부종 위험이 있는 부위는 주사나 채혈, 혈압 측정 등을 피한다.
- 뜨거운 사우나는 피한다.
- 액세서리(시계나 팔찌), 옷, 속옷 등은 조이지 않는 것을 착용한다.
- 무거운 것을 들거나 오래 서 있는 경우, 비행기를 탈 경우에는 부종 위험이 있는 쪽 사지에 림프부종용 스타킹을 착용한다.
- 부종이 있는 부위의 피부가 빨갛게 붓거나 통증이 생기는 등 감염 의심 증상이 발생하면 즉시 병원에 방문한다.
- 유방암 및 부인과암(자궁경부암, 자궁암 등) 수술 후 부종 예방 교육을 받는다.
- 부종 발생 시에는 초기에 재활치료를 받는다.

근막통 증후군

근막통 증후군은 목, 허리, 어깻죽지와 등 쪽에 발생하는 근골격계 질환 중 가장 많은 부분을 차지한다. 실제 통증 클리닉을 방문하는 환자 수의 30~90%를 차지할 정도로 빈번히 발생하는 질환이다. 암치료와 같이 전신 스트레스 및 피로가 많은 상황에서 일상생활의 제한이나 운동부족이 동반되면 목과 어깨 주위 근육의 긴장, 경련이 발생하고 이로 인해 근육이 쉽게 뭉치거나 통증이 생기게 된다. 암치료 외에 교통사고나 수술 후, 오랜 시간의 컴퓨터 작업 등과 같이 한 자세에서 단순반복 작업을 하는 경우에도 발생할 수 있다. 이러한 증상은 스트레스로 작용하고 지속적인 통증을 유발하는 요인이 되기도 한다.

근막통 증후군과 함께 만성 통증으로 인한 우울증과 수면장애가 나타날 수 있다. 통증의 정도는 통증 없이 관절운동 범위만 제한되는 정도부터 견디기 힘들 정도의 괴로운 통증까지 매우 다양하다.

근막통 증후군을 근본적으로 치료하고 재발을 막기 위해서는 유발 요인을 먼저 없애야 한다. 즉 좋은 자세를 유지하고 자주 스트레칭하여 근육이 뭉치지 않도록 한다. 병원에서 하는 치료 중 가장 보편적으로 쓰이며 효과가 있는 것은 압통점을 주사하여 풀어주는 것이다. 핫팩, 초음파 치료, 전기치료, 냉치료, 마사지 등의 물리치료로 통증을 완화하거나 비스테로이드성 소염진통제를 복용할 수도 있다.

오십견

암치료 후에 어깨운동이 제한되는 경우가 종종 있는데, 유방암과 같은 경우는 림프선 절제로 인한 연부조직과 어깨운동 감소 등 복합적인 원인이 작용한 결과이다. 이러한 어깨운동의 제한은 유방암 환자 외에 다른 경우에도 흔히 겪는 문제이며, 흔히 50대에 호발하는 어깨통증이라고 해서 '오십견'으로 불리기도 한다. 오십견 치료에서는 관절 가동 범위를 증가시키는 운동치료를 조기에 시작하는 것이 중요하다.

암환자의 재활치료 관련 설명처방 동영상

상지 림프부종의 개념과 관리방법 안내	하지 림프부종의 개념과 관리방법 안내
어깨수술 후 재활운동 안내	어깨통증 환자를 위한 재활운동 안내

서울대학교암병원 환우의 **'나의 암 이야기'** ⑫

4기 유방암도 나를 이길 수 없어요!

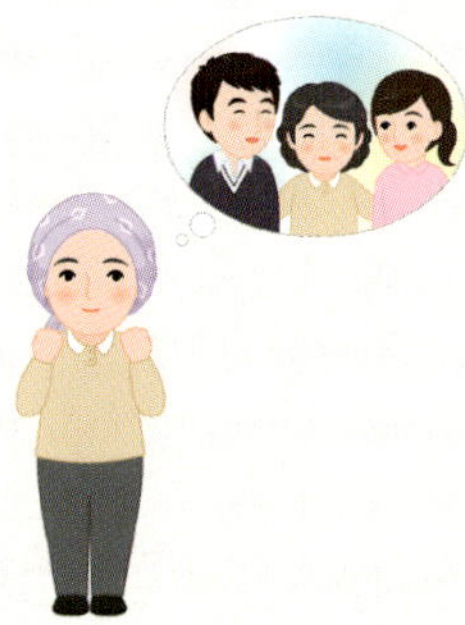

서른다섯, 두 아이의 엄마인 저는 4년 전 유방암 4기 진단을 받았습니다. 수술도 안 되고 항암치료도 효과가 있을지 모른다고 했지요. 둘째가 겨우 24개월을 넘겼을 때였습니다. 아이들만 보면 눈물이 쏟아졌습니다.

하지만 항암치료를 잘 받은 결과, 4년이 지난 지금 저는 아이들과 여행을 하고 남편과 사랑을 나누며 살아가고 있습니다. 그 어느 때보다 살아 있다는 것을 느끼며 말이지요.

4기라고 해서 곧 어떻게 되는 건 아닙니다. 예상보다 오래 살 수 있고, 최소한 삶을 정리할 시간을 가질 수 있습니다. 겁낼 필요도 없습니다. 병은 마음이 약한 사람에게는 강하지만, 담대히 맞서는 사람은 쉽게 어쩌지 못하는 것 같아요. 제게 남은 시간은 1~2년이라고 했지만 그 배를 살고 있으니까요. 24개월이던 둘째는 여섯 살이 되었고, 저는 그 아이가 서른여섯이 되는 것도 꼭 볼 생각입니다.

3년의 항암치료 동안에도, 그리고 지금도 저는 잘 먹고 잘 자며 그 힘으로 암을 이기고 있답니다. 환우 여러분도 이길 수 있어요. 우리 모두 파이팅!

20 다른 약은 그냥 복용해도 되나요?

▶ 암치료 전 진료 의사에게 알려야 할 사항

안전하고 효과적인 약물요법을 위해 진료 의사에게 새로운 약을 처방받기 전에 다음과 같은 사항을 알려야 한다.

- 이전 사용 약의 알레르기에 대해 이야기한다.
- 다른 약에 의해 항암제의 효과가 영향을 받을 수 있으므로 비타민, 생약, 한약, 건강기능식품을 포함하여 현재 복용 중인 모든 약에 대해 이야기한다.
- 현재 치료받고 있는 질병 외의 다른 질병에 대해 이야기한다.

많은 종류의 약, 특히 항암제는 태아에 유해한 영향을 미칠 수 있으므로 항암제 치료 기간 동안 임신 및 수유를 해서는 안 되며, 콘돔 사용과 같은 피임 방법이 권장된다. 치료 후 안전한 임신에 대해서는 의사와 상담한다.

▶ 암치료 중 약 복용에 대한 주의사항

- 환자 스스로 본인이 복용하는 약에 대해서 무슨 약을 언제, 어떻게 복용해야 하는지, 발생 가능한 부작용 및 대처 방법에 대해 알아야 한다.
- 특별한 설명 없이 약이 바뀐 경우 바뀐 약을 반드시 확인한다.
- 의사가 복용을 허락하지 않은 약은 어떠한 경우에도 복용해서는 안 된다. 다른 약을 복용할 필요가 생기면 의사나 약사와 상의한다.
- 약 복용 중 평소와 다른 증상이 나타나는 경우 의사에게 알린다.
- 의사의 지시 없이 임의로 예방접종을 해서는 안 된다.

▶ 암치료 종료 후 주의사항

- 치료 종료 후에는 처방약이 바뀔 수 있다.
- 치료 종료 후 복용해야 하는 약에 관해서 의사와 상담한다.

• 치료 전에 복용했던 약 중에서 다시 복용해야 하는 약이 있는지 확인한다.
• 사용하지 않은 약물은 적절하고 안전한 폐기를 위해서 약국에 반환한다.
• 예상하지 못한 증상이 나타나는 경우 의사에게 알린다. 안전한 약의 사용을 위해서 환자가 실천할 수 있는 가장 중요한 사항 중 하나는 궁금한 점이 있거나 이상하다고 생각되는 점이 있으면 의료진에게 문의하는 것이다.

? 경구용 항암제를 처방받은 경우 주의사항

① 의사의 지시 없이 용량을 바꾸거나 중단해서는 안 된다.
② 약마다 적절한 복용 시간을 확인한다. 약의 종류에 따라 식사 직후나 공복(식전 최소 1시간 이전, 식후 2시간 이후)에 복용해야 하는 경우가 있다.
③ 많은 종류의 항암제(타세바®, 글리백®, 이레사®, 타이커브®, 타목시펜, 젤코리®, 수텐® 등)는 자몽이나 자몽주스와 함께 복용 시 약효가 달라질 수 있으므로 투여 기간 중 주의한다.
④ 정제나 캡슐제는 통째로 삼켜야 하며 임의로 캡슐을 열거나 부수면 안 된다.
⑤ 복용 후 바로 토했으나 토사물에서 정제나 캡슐의 형태를 확인할 수 없으면 다시 복용하지 않는다. 이를 의사에게 알리고 토사물은 장갑을 끼고 치운다.

21 암환자의 가족은 건강 관리를 어떻게 해야 하나요?

간병 시 병이 더 잘 생기는 이유

암환자 간병 가족에게서 나타나는 건강 문제의 원인에는 다음과 같은 몇 가지가 있다.

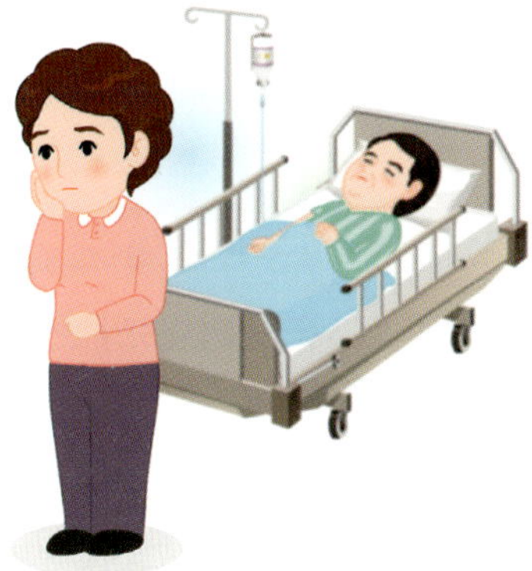

- 먼저 시간의 부족을 들 수 있다. 간병인 자신에게 나타나는 증상이나 질환을 치료하거나 건강한 생활습관을 유지할 시간이 부족하여 건강에 문제가 생길 수 있다.
- 간병에 따른 신체적·정신적 부담 때문이다. 간병 자체가 몸과 마음의 스트레스가 되어 몸 여러 부분의 통증이나 우울·불안과 같은 마음의 증상으로 나타날 수 있다.
- 간병에 대한 그릇된 기대와 생각 때문이다. 암과 같은 중한 병을 가진 환자의 간병을 하면서 많은 사람들이 간병에 대해 비현실적인 기대를 갖기도 한다.

암 간병은 짧게 끝나지 않는 경우가 많기 때문에, 이러한 생각들은 간병의 부담을 가중시킨다. 결국 이는 어느 시점에 이르러 간병 가족의 소진 및 스트레스로 인한 정서적인 어려움을 겪게 하는 원인이 되기도 한다.

간병 가족의 건강 관리

▶ 급성 및 만성 질환의 관리

암환자 간병 가족에게서 나타나는 건강 문제에는 이미 가지고 있는 만성 질환과 간병을 하면서 생기는 여러 가지 급성 증상 및 질환들이 있다. 적절히 관리되지 못한 질환들, 특히 고혈압, 당뇨병, 고지혈증 등의 만성 질환은 이후에 합병증으로 이어질 수 있으므로 간병 기간 중에도 지속적으로 잘 관리해야 한다.

▶ 건강한 생활습관 및 건강검진

간병 가족이 전부터 가지고 있던 증상과 질환을 치료·관리하는 것뿐만 아니라, 앞으로 생길 수 있는 질환을 예방하는 것 역시 매우 중요하다. 예방적 차원에서의 건강관리로는 금연, 적절한 수준의 음주, 규칙적인 운동, 적정 체중 유지와 같은 건강한 생활습관이 있다. 또한 암의 조기발견을 위한 건강검진, 심뇌혈관 질환의 중요한 위험요인인 고혈압, 당뇨병, 고지혈증과 같은 만성 질환의 조기발견 및 관리를 위한 건강검진을 들 수 있다.

암환자의 간병 가족은 주로 암 조기발견을 위한 건강검진에 집중하는 경우가 많다. 반면 다른 만성 질환의 검진이나 건강한 생활습관 유지에는 비교적 노력을 덜 기울이게 된다. 그러나 일부 연구에 따르면 간병 가족은 심뇌혈관 질환과 같은 다른 중증의 만성 질환과 이로 인한 합병증이 더 많이 발생한다고 한다. 따라서 암 검진뿐 아니라 다양한 만성 질환에 대한 검진을 해야 한다.

▶ 몸과 마음의 부담

간병 가족은 간병으로 인한 몸과 마음의 부담 때문에 스스로 덜 건강하다고 느끼고, 우울해 하거나 불안해 하기 쉬우며, 삶의 질이 낮아지는 경우가 많다. 이러한 정서적 문제는 간병 가족이 지쳐 소진되는 원인이 되며, 이로 인해 간병을 하는 가족과 환자 모두의 건강과 삶의 질에 부정적인 영향이 미치게 된다.

간병 가족이 소진되지 않기 위한 방법

▶ 소진의 증상

지속적인 간병으로 간병 가족이 소진되면 스트레스와 우울 증상이 나타나게 된다. 환자와 다른 가족으로부터 멀어지고, 평소에 즐겁게 하던 활동들에 대해 흥미를 덜 느끼며, 슬픈 기분에 빠지거나 짜증을 자주 내기도 한다. 평상시보다 자주 몸이 아프다는 이야기를 하고, 잠을 못 자거나 너무 많이 자기도 하며, 식사량에도 변화가 있을 수 있다.

이러한 스트레스 및 우울 증상이 나타나면 간병 자체에 대한 태도가 부정적으로 변화하고 간병에 소홀해지는 일이 생겨 환자에게도 좋지 않은 영향을 미치게 된다.

▶ 소진의 원인

간병 가족은 대부분 간병으로 인한 시간부족 때문에 자신의 몸과 마음을 돌볼 겨를이 없다. 처음 암 진단을 받은 이후 환자를 돌보게 되면서 간병 가족으로서의 역할에 대한 혼란을 경험하고 간병에 필요한 돈과 시간의 부족, 간병 방법에 대한 지식의 부족으로 어려움을 겪게 된다. 일부 간병 가족은 지나친 책임감으로 자신이 감당하기 어려운 지나친 간병 부담을 지거나, 또는 형제나 다른 가족으로 인해 감당하기 어려운 부담을 지는 경우도 있다. 이러한 혼란이나 좌절과 실망, 지나친 부담은 시간이 갈수록 버거워져 결국 소진의 원인이 된다.

▶ 소진 예방 방법

소진을 예방하기 위하여 가장 먼저 할 일은 신뢰하고 이야기를 나눌 수 있는 사람을 찾는 것이다. 자신의 감정을 환자를 위해 감추려 하지 말고 스스로 솔직하게 받아들이고, 간병 중 생긴 실수에 대해서 스스로 용납해야 하며, 환자의 질환과 환자를 돌보는 방법에 대해서 스스로 공부하여 충분한 지식을 갖는 것도 중요하다.

그다음으로는 현실적으로 감당할 수 있는 만큼의 부담을 갖되, 의료진과 상의하여 환자의 경과에 대해서도 현실적인 기대를 가져야 한다. 또 간병을 하면서 지칠 수 있으므로 도움을 받아야 한다는 것을 스스로 인정해야 한다. 자신을 위한 시간을 짧게라도 비워두고, 이것에 대해서 죄책감이나 불안감을 갖지 않는 것이 오히려 다른 가족과 환자에게 더 도움이 된다.

22 암환자와 가족 간에는 어떻게 대화하는 것이 좋은가요?

어느 날 갑자기 아무런 예고도 없이 암을 진단받는 순간 평범한 한 사람은 '암환자'라는 새로운 이름을 부여받게 된다. 암이라는 진단은 암환자와 가족을 한없이 움츠러들게 하고 두렵게 만들지만, 암을 진단받기 전과 후 당사자의 존재 자체에는 변함이 없다. 암환자와 가족 간 대화의 출발은 나와 환자로서의 나를 구분하는 것에서부터 시작해야 한다.

마음대로 통제할 수 없는 암이라는 질환은 또한 환자와 가족이 무력감을 느끼게 한다. 진단의 충격이 조금 가라앉으면 암의 진행에 대한 두려움, 잘 치료가 된 이후에는 재발에 대한 두려움과 마주하게 된다. 암환자 그리고 가족의 대화는 이 무력감과 두려움에 어떻게 하면 잘 대처할 수 있을지에 초점을 맞추어야 한다.

암의 진단과 감정 변화

▶ 암환자의 감정 변화

스위스의 정신의학자인 퀴블러 로스(Kübler Ross)는 환자들은 부정-분노-타협-우울-수용의 5단계를 거쳐 질병을 수용하게 된다고 하였다. 통상 암 진단 이후 이러한 감정 변화를 겪게 되지만, 이러한 감정 변화가 반드시 순차적인 것은 아니다. 또한 한 번 수용하더라도 치료 과정에서 치료 계획의 변경, 병의 진행 및 재발 등의 변화가 있을 때 다시 부정, 분노의 감정들을 경험할 수 있다.

▶ 암환자 가족의 감정 변화

암환자와 마찬가지로 가족들도 감정의 변화를 경험하며, 환자를 간병하면서 생기는 신체적·정신적 부담으로 소진을 느끼게 된다. 또한 간병 자체가 몸과 마음의 스트레스가 되어 신체 여러 부분의 통증이나 우울, 불안과 같은 증상으로 나타날 수 있다.

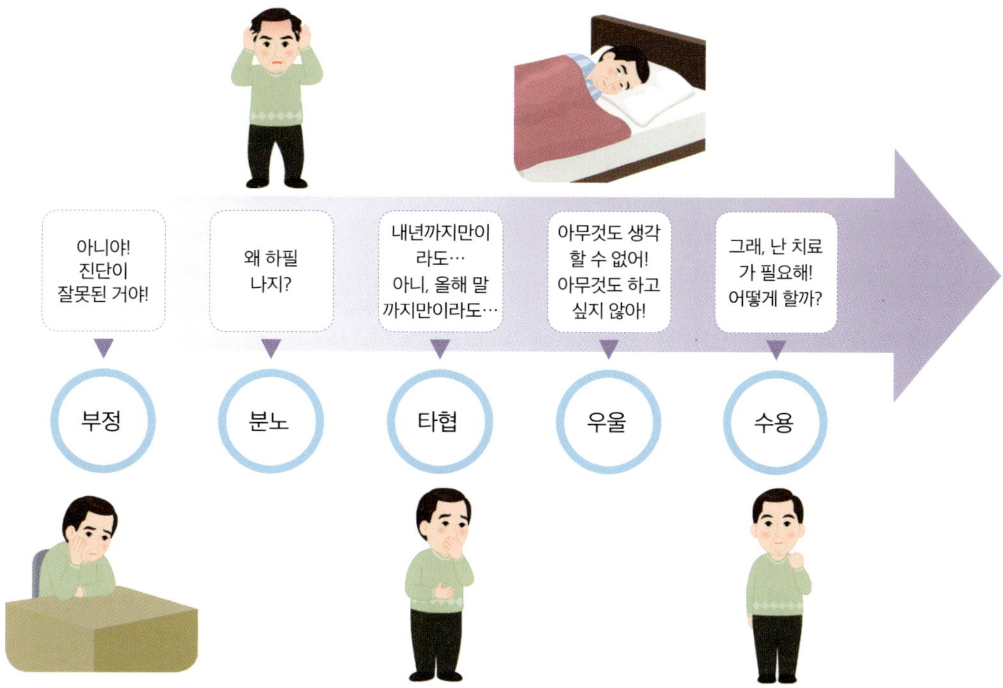

환자의 질병 수용 5단계

암환자 가족에게 필요한 대화

암의 진단 및 치료 과정에서 겪게 되는 감정의 변화, 그리고 환자와 가족을 둘러싼 환경의 변화는 치료 과정의 어려움을 가중시키는데, 이때 서로간의 대화는 그 여정의 외로움을 덜어내고 두려움과 무력감을 이겨내는 중요한 요소이다. 가족 간 효과적인 대화를 위해 다음과 같은 대화 원칙을 만들고, 그 원칙을 지키기 위해 연습하고 노력을 하는 것이 도움이 된다.

▶ 암환자이기 전에 나의 가족임을 기억하기

암환자는 가족이 그를 환자로 대하지 않으려 하더라도 스스로 잃어버린 사회적 역할과 새롭게 환자로서 치료에 임해야 하는 역할에만 집중할 가능성이 크다. 환자가 힘든 순간에 전적으로 가족이 환자의 역할을 대신해 주어야 할 수도 있지만, 진단과 동시에 가족구성원에서 환자로 급격한 역할 변화를 경험하지 않게 지지하는 것이 중요하다.

▶ 짐작하여 서로의 상황을 판단하지 않기

암을 진단받고 치료를 시작하면서 환자와 가족은 서로의 의중을 확인하는 과정을 생략하고 그간 서로에 대해 파악해왔고 안다고 생각하는 범위 내에서 이야기를 하게 된다. 가족에 대해 판단한 부분이 맞다면 다행이지만 그 판단이 틀릴 수도 있고, 암의 진단과 투병이라는 과정에 대한 대응에 있어서 그동안 내가 알던 가족의 모습과 다를 수도 있다. 따라서 암 진단과 치료 과정에서 서로를 알아가기 위한 노력을 기울여야 하며, 특히 치료 초기의 서로를 알기 위한 노력은 치료 중기나 어려운 선택의 순간에 더 큰 힘을 발휘하게 된다.

▶ 환자를 포함하여 의사결정 하기

암치료가 진행되면서 환자와 가족은 치료 과정에 대해 중요한 의사결정을 하게 된다. 이때 가족은 좋지 않은 정보에 대해서 환자에게 비밀로 하려는 경우가 생길 수 있는데, 치료를 받는 당사자가 환자 본인이라는 점을 생각할 때 치료에 대한 희망과 의지를 가지게 하려면 정보를 차단하기보다 조금 힘들더라도 환자와 함께 정보를 공유하고 의사결정을 하는 노력이 필요하다.

▶ 잠깐 멈추었다가 대응하기

암치료 중 발생하는 가족 간 갈등에 대하여 이 갈등의 시작은 서로를 위하는 마음에 있다는 것을 기억해야 한다. 화가 나는 상황이 발생하는 경우 즉각 대응하기보다는 잠깐 멈춘 후 심호흡을 하면서 지금 내 몸에 가득 찬 화를 조금 빼낸 뒤 대응한다. 무작정 피하라는 것이 아니라, 본인이 이성적으로 대화를 이어갈 수 있다고 판단되는 시점에 대응하는 것이 좋다는 뜻이다.

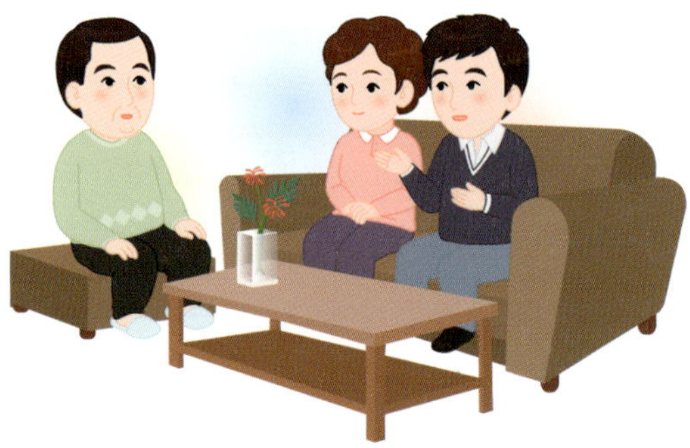

▶ 현 상황을 가족관계 재설정의 기회로 삼기

암치료 중 환자와 가족 간의 대화 방법은 단순히 가족이 처한 위기를 어떻게 극복할지에 대한 해결책이 아니다. 가족 간 대화 원칙을 세우고 함께 고민하는 과정을 통해 서로에 대해 더욱 알게 되고 가족관계를 긍정적으로 세워나갈 수 있다. 완치라는 분명한 목표를 향해 가되, 가족 간의 대화와 소통이 잘 이루어진다면 목표를 향해 가는 길에 희망을 더할 수 있을 것이다.

서울대학교암병원 환우의 **'나의 암 이야기' ⑬**

위암, 내 인생의 전환점

2011년 말 건강검진을 통해 위암을 발견하고 서울대학교병원에서 수술과 1년여에 걸친 항암화학치료를 받았습니다. 힘든 마음에 주위 사람들에게 짜증과 화를 낸 적도 있어요. 하지만 나를 보살펴 주는 가족의 고마움을 생각하며 열심히 치료를 받고 건강 관리를 했습니다. 힘들 때 곁에서 항상 함께해 준 남편과 아들들이 참 고맙습니다. 암치료를 받으면서 가족과 더 돈독해진 것 같습니다.

치료가 끝난 후에는 암정보교육센터의 교육 프로그램에 참여했어요. 매일 출석하다시피 하며 체력도 많이 키웠죠. 지금은 암정보교육센터에서 상담과 웃음치료 자원봉사 활동을 하고 있습니다.

아프기 전에는 사는 게 바빠 매사에 여유가 없었고 남을 돌아볼 여유도 없었어요. 하지만 지금은 모든 걸 너그럽게 이해하고 다른 사람을 돕고자 하는 마음이 생겼고, 또 나를 더 사랑하게 되었습니다. 오늘이, 지금 이 순간이 소중하다는 걸 알기에 늘 즐겁게 지내려 합니다. 위암 덕분에 제 인생은 완전히 달라졌답니다.

23 부모의 암에 대해 자녀에게 어떻게 알려야 하나요?

부모가 암에 걸렸을 경우, 부모는 자녀에게 암에 대한 사실을 알리기보다 자녀가 걱정할 것을 두려워하여 비밀로 하려고 할 수 있다. 하지만 암 진단 후 초기에 자녀와 함께 정보를 공유하는 것이 신뢰를 쌓는 데 큰 도움이 되며, 아이들도 변화하는 상황에 잘 대처할 수 있다.

▶ 자녀에게 부모의 암 진단에 대해 알려줄 때

- 자녀와 대화하기 전에 먼저 말하고 싶은 것을 글로 적어 연습하고, 직접 말하기가 어렵다면 믿을 만한 주변 사람(배우자, 친구, 친척)에게 도움을 요청한다.
- 방해받지 않을 조용한 시간과 장소를 선택하여 침착하고 안정된 어조로 이야기한다. 슬프거나 울고 싶은 기분이 들면 대화를 잠시 중단하고 심호흡을 한다. 아이들이 부모를 안아주고 위로해 주면 칭찬과 고마움을 표현하고 진정된 후 다시 이야기를 시작한다. 자녀가 혼란스러워 하거나 분노를 표현하는 경우에는 대화를 하여 아이가 어떻게 느끼는지 이해하도록 한다.
- 자녀의 나이를 고려하여 아이들이 이해하기 쉬운 가장 적합한 방법으로 대화한다. 평소 사용하던 익숙한 어투로 간단하고 구체적인 용어를 사용한다. 자녀의 연령대가 다른 경우 첫째와 먼저 대화하는 것이 좋다. 먼저 암 진단을 알게 된 첫째가 다른 자녀에게도 암 진단에 대한 소식을 전할 때 도움을 줄 수 있다.
- 어린아이일수록 주의 지속 기간이 짧으므로 기억하고 들을 수 있는 것보다 많이 말하지 않도록 한다. 보통 8세 미만의 아이는 자세한 정보를 필요로 하지 않으며, 8~12세 아이는 보다 자세한 내용을 알고자 하고, 십대라면 좀 더 자세히 알고자 한다.
- 암은 전염성이 아니라는 것을 알려줄 필요가 있다. 어린아이들은 종종 암이 병균 때문에 생긴다고 생각한다. 감기와 달리 언제나처럼 포옹하고 뽀뽀할 수 있다는 것을 말해주고 자주 안아준다.

- 자신이 잘못해서 부모가 암에 걸렸다고 생각하여 죄책감을 느낄 수 있으므로 아이의 잘못이 아니라는 것을 충분히 설명해 준다.
- 이야기를 마친 후에 자녀에게 용기를 내어 질문할 수 있도록 기회를 주고, 부모가 이야기한 것을 잘 이해했는지 확인한다. 한번에 한 가지 또는 두 가지 정도의 정보를 구분하여 점검함으로써 자녀가 혼란스럽지 않도록 도와준다.
- 자녀가 질문을 했으나 답을 바로 줄 수 없는 경우, 가능한 한 빨리 답을 찾아 알려줌으로써 부모가 항상 모든 답을 가지고 있지는 않지만 자녀를 위해 최선을 다한다는 것을 보여준다.

▶ 자녀에게 부모의 암치료에 대해 알려줄 때

암치료는 가족의 일상생활에 많은 변화를 가져올 수 있기 때문에 치료 계획이나 치료 과정에 대해 자녀에게 알리는 것 또한 매우 중요하다. 부모는 암 진단 이후 치료 계획은 어떻게 되는지, 입원이나 병원에 다니는 기간은 어느 정도인지, 치료 부작용은 무엇인지, 아이들이 무엇을 할 수 있는지를 알려주어야 한다.

- 아이들에게 일상생활의 변화에 대해 알려준다. 예를 들어 엄마가 병원에 입원해 있는 경우 누가 학교에 데려다 줄 것인지, 식사는 누가 준비할 것인지, 누가 돌봐줄 것인지 등에 대해 구체적으로 알려주어, 자녀가 갖게 되는 걱정은 부모에게도 중요하다는 것을 설명해 준다.
- 치료 부작용에 대해 준비한다. 부모의 항암치료 부작용(탈모, 구토, 체중감소 등)은 자녀에게 두려움을 줄 수 있다. 따라서 부작용이 있을 수 있다는 것과 함께, 부

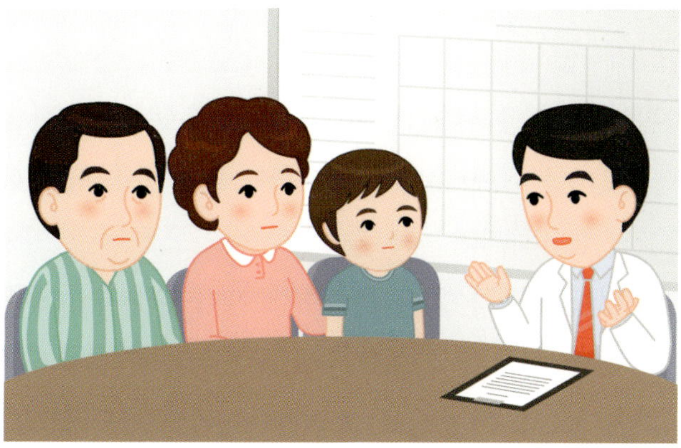

작용은 질병의 일부가 아닌 치료의 일부임을 미리 자녀에게 이해시킨다. 그렇다고 아이들이 부작용에 대해 너무 많이 알 필요는 없다. 6세 이하 자녀에게는 예상되는 상황을 그림을 그려 이해하도록 하는 것이 좋다. 사람마다 치료에 대해 다른 반응이 나타날 수 있으므로 확실하지는 않지만 부작용이 있을 수 있다는 것을 아이에게 알려주는 것이 좋다.

- 치료가 잘 되고 있는지 기다리는 것은 어른에게도 어려운 일이다. 자녀에게 한 가지 이상의 치료가 이루어질 것이고, 몇 달에서 몇 년까지도 걸릴 수 있다는 것을 알릴 필요가 있다.
- 치료 기간 동안 자녀와 깊은 유대관계를 갖는다. 깊은 유대관계는 자녀가 부모의 암에 대처할 수 있도록 하는 가장 중요한 방법 중 하나이다. 암에 걸린 부모를 돌보는 일에 자녀를 참여시키고, 병이 생겼어도 자녀에 대한 부모의 사랑은 변함이 없다는 것을 알려주는 것이 중요하다.
- 부모가 암으로 투병 중일 때 자녀가 학교에서 좋지 않은 행동을 시작하거나 일주일 이상 정서적으로 통제가 불가능할 경우에는 정신건강의학과 의사나 심리치료 전문가와 상담을 한다.

부모의 암이 재발하였거나 말기암일 때

- 자녀의 나이를 고려하여 필요한 만큼만 정보를 제공한다. 정보 그 자체보다 부모가 자녀와 함께 서로의 걱정을 나눌 수 있음을 안다는 것이 중요하다.
- 걱정이나 불안에서 오는 스트레스를 겪는 경우 자녀의 모든 감정 변화에 주의를 기울이며 혹시 스트레스가 잘못된 정보로 인한 것인지 확인한다. 때때로 아이들은 다른 사람으로부터 잘못된 정보를 듣고 나쁜 쪽으로 상상하기도 하기 때문이다.
- 예후와 상관없이 아이들은 부모가 죽는 경우를 처음부터 알고 싶어하지 않을 수 있다. 자녀가 부모의 죽음에 대해 물어본다면 아이의 연령에 따라 진실한 정보를 제공하는 것도 중요하지만, 부모가 알고 있는 모든 것을 아이에게 알려줄 필요는 없다. 본인이나 배우자의 죽음에 대해 아이에게 직접 말하는 것이 어렵다면 의료진이나 정신건강의학 전문가에게 도움을 요청한다. 의료진은 부모의 암을 제거하기 위해 최선을 다할 것이고, 암이 진행된 경우에도 치료를 위해 최선

을 다하고 있다고 자녀에게 말할 수 있다. 이때 아이들은 희망을 다시 얻게 되고, 한편으로는 마음의 준비를 할 수 있다.

▶ 부모의 죽음이 가까워 올 때

- 과거에는 아이들이 부모의 장례식에 참석하지 못하게 하는 경우도 많았으나, 요즘은 부모에게 작별인사를 할 수 있도록 준비하는 것이 일반적이다. 그러나 아이가 장례식에 참여하고 싶어하지 않으면 그 결정을 존중해 준다.
- 아이에게 부모의 죽음에 대해 설명하는 것이 어렵지만, 가능한 한 무서운 생각이 들지 않게 잘 설명한다. 또한 아이가 공포를 느끼면서도 그 공포를 표현하지 못하는 것은 아닌지, 위축되어 있는 것은 아닌지 등을 잘 살펴본다.
- 부모가 죽음을 맞이한 경우 자녀가 다른 누군가로부터 사망 소식을 듣지 않도록 자연스럽고도 안정적인 어조로 즉시 말해준다. 이때 되도록 안정감을 가질 수 있는 친숙한 상황에서 아이와 가까운 사람이 가능한 한 솔직하게 말해 주어야 한다. 슬픔을 표현하는 것은 자연스러운 일이라고 알려주되, 자녀가 슬픔에 대한 심한 부담을 갖지 않도록 다소 누그러뜨리는 것도 필요할 수 있다.
- 아이의 슬픔은 성인과는 다르다. 이 시기에 소아 우울증이나 슬픔의 과정을 잘 극복할 수 있도록 정신건강의학 전문가의 도움이 필요할 수 있다.

▶ 그 밖의 부모를 위한 팁

- 자녀에게 암이나 암의 재발은 누구에게나 어떤 상황에서도 발생할 수 있고, 가족이 함께 이 문제를 다룰 것이며, 어떤 일이 생기더라도 아이들을 돌볼 계획이라는 점 세 가지는 꼭 말해준다.
- 암을 치료하면서 자신에게 필요한 것이 무엇인지 발견하고 실천해 나가도록 한다.
- 본인과 자녀 모두 매일매일 내적으로 성장하고 있음을 기억한다.
- 주변 사람들의 도움을 긍정적으로 받아들인다.
- 시간을 최대한 활용하고 하루하루 감사하며 살아갈 수 있도록 노력한다.

24 암환자를 위한 사회복지제도에는 어떤 것이 있나요?

암환자를 위한 치료비 지원 정보

예상치 못한 암 진단과 치료는 환자와 가족에게 큰 경제적 부담이 될 수 있다. 수술, 항암치료, 방사선 치료 등 치료 과정에서 치료비에 대한 부담이 있는 경우 사회복지사와 상담을 하면 관련 제도 및 재단에 대한 정보와 치료비를 지원받을 수 있다.

- 암환자 의료비 지원사업 국가에서는 '암환자 의료비 지원사업'을 통해 치료비를 지원하고 있다. 치료비 지원 신청 및 문의는 환자의 주민등록지 관할 보건소에 하면 된다. 지원 신청 시 신청서와 관련 서류를 제출해야 한다.
- 긴급의료비 지원제도 국가에서는 갑작스러운 암치료로 인해 치료비 마련이 어려운 경우 '긴급의료비 지원제도'를 통해 의료비를 지원하고 있다. 지원 여부는 국가에서 정한 기준에 맞을 경우 가능하며, 월소득 및 재산 기준 이외에도 부채, 자동차 등 다양한 부분을 고려하여 결정된다.
- 민간재단의 치료비 지원 여러 민간재단에서는 경제적 어려움으로 치료비 마련이 어려운 암환자를 대상으로 치료비를 지원하고 있다. 치료비 지원 기준 및 지원 항목은 재단별로 상이하며, 매년 지원 기준이 변동될 수 있다. 지원이 필요할 경우 의료사회복지팀 사회복지사와 상담하면 치료비 지원 신청 및 지원 정보를 알 수 있다.
- 재난적 의료비 지원사업 국가에서는 '재난적 의료비 지원사업'을 통해 치료비를 지원하고 있다. 치료비 지원 신청 및 문의는 국민건강보험공단(☎1577-1000)으로 하면 된다.

그 외 암환자를 위한 지원 정보

- 생활비 지원 가장이 암 진단을 받거나 가족이 암으로 치료를 받으면서 주 소득원이 경제활동을 하지 못하는 가정에 대해, 국가에서는 질병 또는 여타 건강상의 이유로 경제활동을 할 수 없다고 인정되는 경우 경제적 평가를 통해 생계비를 지원하고 있다.
  - 국민기초생활보장제도 국가에서는 경제활동을 할 수 없는 상황이 발생한 개인 또는 가정에 대하여 '국민기초생활보장법'에 의해 수급권자로 선정하여 최저생활이 가능하도록 생계비 등

급여를 제공하고 있다. 신청 및 문의는 주민등록지 관할 주민생활지원센터(읍·면·동사무소)로 한다. 주치의에게 근로능력평가용 진단서를 받아 주민센터에 제출하면 된다.

- 긴급복지지원제도 국가에서는 갑작스러운 위기상황으로 생계유지가 곤란한 경우 '긴급복지지원법'에 의해 생계 지원을 하고 있다. 신청 및 문의는 보건복지콜센터(☎129)나 주민등록지 관할 시·군·구청에 하면 된다.

- 국민연금 장애연금 국민연금 가입자 중 가입 기간에 질병으로 치료한 지 1년 6개월이 경과한 후에도 노동능력의 상실로 신체적·정신적으로 장애가 남은 경우 장애등급에 따라 장애연금을 받을 수 있다. 신청 및 문의는 국민연금공단지사(☎국번 없이 1355)로 하면 된다. 지원 신청 시 신청서 및 서류를 제출해야 한다.
- 암환자 소득공제 혜택 의료기관에서 발급한 장애인증명서에 의하여 항시 치료를 요하는 중증 환자임이 확인된 경우 의료비 소득공제를 받을 수 있다. 자세한 내용은 한국납세자연맹 (www.koreatax.org)을 참고한다.

서울대학교암병원 환우의 **'나의 암 이야기' ⑭**

암이 알려준 삶의 소중함(림프종)

2010년 12월부터 시작된 목감기는 단순한 목감기가 아니었습니다. 혹시나 하는 불안한 마음에 찾아갔던 병원에서 '미만성 B세포 림프종'이라는 진단을 받았습니다. 그렇게 시작된 투병생활로 내가 가졌던 생각과 삶에 대한 자세가 잘못되었다는 죄책감과 함께, 지금부터는 다른 방향의 삶을 살아야 한다는 생각을 하게 되었습니다.

투병생활은 저에게 낯선 것들뿐이었습니다. 첫 항암제를 맞은 다음날 아침, 침대에 떨어져 있는 한 움큼의 머리카락과 하얗게 드러난 두피 때문에 치료 기간 동안에는 거울을 보지 않았습니다. 세상은 내가 생각하고 살아왔던 것보다 더 어렵고 무서운 곳이라는 생각도 들었습니다. 하지만 이 두려움과 외로움에 모든 것을 포기할 수는 없었습니다. 삶은 항암치료를 받는 그 순간까지도 계속되고 있었기 때문입니다.

제가 걸어가야 하는 이 길은 외롭고 슬픈 길이 아니라, 누군가가 저처럼 혼자 걸었던 길이었고, 그가 만들어 놓은 길과 제가 걷는 길이 하나가 되어 '인생'이 된다는 것을 알게 되었습니다. 제가 걸어가는 이 길을, 누군가는 외롭거나 힘들지 않도록 최선을 다해서 이겨내려 합니다. 그리고 인생의 종착역에서 아름답게 마감을 하고 싶습니다.

25 호스피스/완화의료에 대해 알려 주세요

의료진으로부터 더 이상 적극적인 항암치료가 어렵다는 이야기를 들으면 대부분 충격을 받아 앞으로 어떻게 해야 할지 고민하게 된다. 즉 앞으로 어떤 증상이 나타날지, 환자와 가족이 서로 어떻게 대화해야 할지, 어디서 어떻게 돌봄을 받아야 할지 등 다양한 정보가 필요하게 된다.

호스피스/완화의료란?

호스피스/완화의료란 완치가 불가능한 질병을 가진 말기 환자와 가족의 다양한 고통들(신체적·심리적·사회적·영적 고통)이 완화되도록 여러 전문가와 봉사자로 구성된 호스피스/완화의료팀이 함께 돌보는 의료 서비스이다. 남은 삶을 의미 있고 아름답게 지내고 편안하게 마무리하도록 도울 뿐 아니라, 사별 후 가족들이 고통과 슬픔을 잘 극복하도록 도와준다.

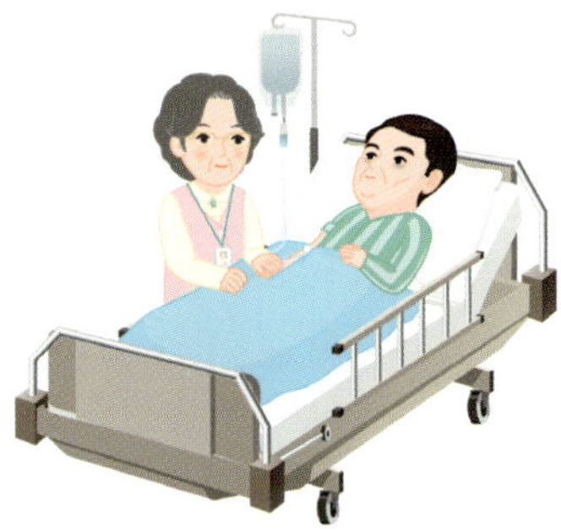

▶ 호스피스/완화의료의 주요 돌봄 내용

- 통증 및 신체적 돌봄 통증, 호흡곤란, 구토, 복수, 부종, 불면 등 고통스러운 신체 증상을 조절해 준다.
- 심리적 돌봄 환자와 가족의 불안, 우울, 슬픔 등 심리적 고통을 완화시켜 준다.
- 사회적 돌봄 경제적 · 사회적인 어려움을 파악하여 가능한 자원을 총동원하여 지원해 준다.
- 영적 돌봄 삶의 의미, 죽음에 대한 두려움 등에 의한 고통을 경감시키기 위해 노력한다.
- 임종 돌봄 임종 시기의 신체적 · 심리적 고통을 완화시키고 가족이 임종을 준비할 수 있도록 지지해 준다.
- 사별 가족 돌봄 사별 후 가족이 겪을 수 있는 불안, 우울 등을 극복할 수 있도록 도와 준다.

적극적인 통증과 증상 관리

▶ 통증 참지 않기

통증은 많은 암환자가 경험하는 증상이지만 90% 이상이 조절 가능하기 때문에 적극적으로 관리하여 불필요한 고통을 감소시켜 준다.

- 의료진에게 통증에 대해 자세하게 알려 통증을 조절하는 가장 좋은 방법을 찾는다.
- 진통제는 정해진 시간에 정해진 용량을 복용한다. 임의로 용량을 줄이거나 늘리면 위험하므로 의료진과 꼭 상의한다.
- 진통제로 인한 중독은 거의 없다.

▶ 완화의료 전문가에게 적극적으로 증상 관리 요청하기

병이 진행됨에 따라 개인별로 증상은 다양하게 나타날 수 있다. 그러나 말기로 갈수록 호흡곤란, 감염, 출혈, 복부팽만, 욕창, 수면장애가 많이 나타나 이러한 증상이 통증과 함께 삶의 질을 떨어뜨릴 수 있다. 따라서 완화의료 전문가에게 적극적으로 증상 관리를 요청한다.

▶ 소화 가능하고 입맛에 맞는 음식 선택하기

식사를 하는 것이 점점 어려워질 경우 환자의 의사를 최대한 존중하고 소화능력을 고려해서 음식을 소량씩 자주 섭취하게 한다. 무리한 식사와 수액 공급은 환자를 불편하게 할 수 있으므로 완화의료 전문가와 상의한다.

마음의 고통 함께 나누기

더 이상 적극적인 항암치료가 어려운 환자의 경우 처음에는 부정하거나 분노하고 신과 타협을 하기도 한다. 시간이 흐르면서 환자가 의학적인 현실에 좌절하거나 우울해질 수 있으나, 주변에서 잘 도와주면 긍정적으로 수용하기도 한다.

▶ 환자를 도울 수 있는 방법

- 가족과 환자가 대화로 서로의 마음을 표현하고 공감한다.
- 여생 동안 의미 있는 삶에 대해 전문가와 상담해 본다.

▶ 환자 스스로 할 수 있는 것들

- 하루하루 내가 할 수 있고 하고 싶은 일들을 계획하며 지낸다.
- 가족 및 도움을 주는 이들과 현재 느끼는 감정이나 생각을 솔직하게 나눈다.
- 자신의 삶을 차분하게 돌아보며 성찰한다.
- 일과 인간관계를 하나씩 살펴보며 지나온 삶을 정리해 본다.
- 종교가 있다면 신앙생활을 통해 삶의 여정을 좀더 의미 있게 보낼 수 있다.
- 가족과 앞으로의 치료 계획을 상의하면서 사전의료의향서나 유언장을 작성해 본다.

서울대학교암병원 환우의 **'나의 암 이야기' ⓯**

암이 내게 준 메시지, '감사'(유방암)

너무 견디기 힘들었던 유방암 수술과 이어진 항암치료. 그래도 1년 6개월의 투병 기간을 무사히 지내온 자신이 자랑스럽습니다. 앞으로도 씩씩하고 밝게 병을 이겨낼 겁니다. 그리고 모자라고 못하는 것이 아니라 잘 하는 것, 하고 싶은 것, 좋아하는 것에 집중하며 살려 합니다.

암이 나에게 전해준 메시지는 바로 '감사'입니다. 항암치료 기간 내내 불면증으로 힘들었기에 푹 잘 수 있는 지금이 얼마나 행복하고 감사한지 모릅니다. 예전에는 당연하게 생각했던 일상에 더 자주 감사하게 됩니다. 치료해 주신 의사 선생님, 응원해 준 가족과 친구들, 모두에게 감사합니다.

'지금, 그리고 여기'에서 저는 참으로 행복한 사람입니다.

26 암환자와 가족을 위한 프로그램에 대해 알려 주세요

웃음치료

▶ 웃음치료란?

웃음치료는 웃음이나 미소, 즐거운 감정을 유발하고 상호작용을 가능하게 하는 의사소통의 일종이다. 미국웃음치료협회에서는 웃음치료란 일상 속의 재미있는 경험 및 표현을 이용해 대상자의 건강과 안위를 증진시키는 활동을 말한다고 정의하였다. 즉 웃음치료란 웃음소리, 웃음운동, 웃음명상 및 자기표현 등 웃음을 활용해 신체적·정신적·사회적·영적 측면에서 대상자가 질병치료 상황에 잘 대처할 수 있도록 함으로써 궁극적으로 보다 건강해질 수 있도록 돕는 것을 의미한다.

▶ 웃음치료의 효과

- 웃음은 암치료의 부작용 완화에 도움을 준다.
  - 소화기계 침의 분비량을 늘려 입맛을 살리고, 장운동을 촉진시켜 소화가 잘 되도록 하며, 배변활동을 돕는다. 단, 설사가 심할 경우 웃음치료 참여 시 주의가 필요하다.
  - 신경계 옥살리플라틴 등 항암제 투여 시 말초신경계 손상으로 손발저림이 발생하는데, 웃음치료는 박수 등 신체활동으로 말초신경을 자극하여 항암치료 후 손과 발의 저린 증상을 완화시키는 데 도움을 줄 수 있다.
- 웃음은 암환자의 주요 문제인 피로를 완화시키고 숙면을 취할 수 있도록 도와준다.
- 웃음은 스트레스 및 긴장 상태를 완화시켜 준다.
- 큰 웃음은 상당한 운동 효과가 있다.
- 웃음은 면역기능을 강화시키는 데 도움을 준다.
- 웃음은 우울, 불안 등 부정적인 감정을 긍정적으로 바꾸고 기억력 및 대인관계

를 향상시켜 준다.

- 웃음은 생활의 급격한 변화를 알아차리고 대처할 수 있는 능력을 향상시켜 준다.

웃음치료 시 주의가 필요한 경우

- 수술 후 얼마 되지 않은 경우에는 상처 봉합 유지가 더 중요하며, 방사선 치료 시에는 치료로 인한 피부 손상을 최소화하는 것이 더 중요하다.
- 중증 고혈압, 증상이 나타나는 협심증, 관상동맥 시술 직후, 항응고제 투약 중인 경우 갑작스런 웃음은 교감신경을 흥분시켜 혈관을 수축하기도 하여 뇌 및 심장혈관의 출혈 위험이 증가하므로 주의해야 한다.
- 당뇨병의 경우 복부 인슐린 투여 시 웃을 때 자동적으로 배를 움직이게 되므로 인슐린의 흡수가 빨라져 저혈당의 위험이 있을 수 있다.
- 천식 및 폐질환, 결핵의 경우 큰 웃음은 과호흡 및 호흡곤란을 유발할 수 있다.
- 중증 우울증인 경우 웃음과 함께 갑작스런 기분변화가 있을 수 있으므로 주의 깊은 관찰이 필요하다.
- 영양 상태가 극도로 안 좋은 경우, 심한 구토, 탈장, 심한 치질, 두통, 어지럼증, 청각장애, 중증 녹내장 등 신체활동으로 복압 및 뇌압 상승 시 위험이 예상되는 경우 주의가 필요하다.

프로그램 참여 후기

웃음이 암을 극복할 수 있게 도와줍니다

저는 웃음치료에 관심이 많아 건강할 때부터 시간이 날 때마다 웃음치료에 참여했습니다. 유방암 3기 말 판정을 받고 항암치료를 하면서 몸을 움직일 수 있을 때는 참여하려고 노력하고 있습니다.

암치료를 받으면서 웃음이 우리에게 얼마나 큰 힘과 마음의 여유와 긍정의 마음을 갖게 하는지 더 절실히 그 필요성을 느끼게 됩니다. 오늘도 후들거리는 다리에 힘을 주며 동생의 부축을 받으면서 웃음치료에 참여하였답니다. 건강할 때는 미쳤다는 소리를 들으며 잘 웃던 제가, 몸이 아프면서 웃을 힘조차 없어져 안타까운 마음이 많이 생기네요. 웃음치료 후 집에서 아무리 혼자 웃으려 해도 항암 횟수가 거듭될수록 의욕이 없어지고 몸에 기운도 빠짐을 느낄 수 있습니다. 그런데 힘들더라도 강사와 함께하는 시간이 거듭될수록 의욕이 되살아나게 됩니다.

나는 기필코 암을 이겨낼 것을 믿기에 앞으로 더 크게 웃을 수 있을 것입니다. 웃음치료는 제가 암을 극복할 수 있게 도와주는 좋은 친구입니다.

음악치료

▶ 음악치료란?

음악치료란 정신 및 신체 건강을 회복하거나 유지·향상시키기 위하여 치료 목적으로 음악을 사용하는 것을 말한다. 미국음악치료협회에서는 음악치료는 치료적인 목적, 즉 정신과 신체 건강을 복원 및 유지하며 향상시키기 위해 음악을 사용하는 것이며, 음악치료사가 치료적인 환경 속에서 치료 대상자의 행동을 바람직한 방향으로 변화시키기 위한 목적으로 음악을 단계적으로 사용하는 것이라고 정의하였다.

▶ 음악치료 방법

음악치료에는 노래 부르기, 기악 연주, 음악감상 등 여러 가지 방법이 있다. 능동적 음악치료는 음악치료 대상자가 음악치료사와 함께 음악을 연주하는 것이고, 수동적 음악치료는 주로 음악감상을 하며 음악을 듣는 중에 음악치료사의 도움으로 여러 가지 치료를 하는 것이다. 심상음악치료 또는 음악에 의한 이미지 유도법(Guided Imagery and Music, GIM)에서는 음악치료 대상자는 눈을 감고 음악에 따라 떠오르는 이미지를 이야기하거나 상상하고 음악치료사는 시각적 이미지를 유도해 나가게 되는데, 이러한 과정을 통하여 대상자는 깊이 있는 내면세계를 체험할 수 있다.

▶ 암환자 대상 음악치료

암환자의 경우 암 진단 및 치료, 그리고 치료 후 일상생활로의 복귀 과정에서 스트레스, 불안, 우울 등 다양한 정신적 어려움을 경험하게 된다. 음악치료는 음악을 통하여 몸과 마음을 이완시키면서 내면세계를 탐구하고 자기표현을 통해 이러한 정신적 어려움을 해소하는 데 도움이 된다.

프로그램 참여 후기

정말 따뜻하고 포근한 시간입니다

음악치료는 몸도 마음도 평안하게 해주고 심장 박동 소리와 살아 있다는 느낌이 새록새록 들게 하는 소중한 치료입니다. 치료 시간에는 영혼의 안식처로 느껴지고, 음악 소리는 마음을 다잡고 옛날 추억을 떠올리게 합니다. 기쁠 때나 슬플 때나 음악은 항상 우리의 마음을 채워줍니다.

미술치료

▶ 미술치료란?

미술치료란 심리치료의 한 형태로 심리적인 어려움이나 마음의 문제를 미술활동을 통해 표현하고 완화시킬 수 있도록 하는 방법 중 하나이다. 말로 표현하기 힘든 느낌이나 생각을 미술활동을 통해 표현하여 감정을 해소하고, 자기성찰을 통해 더욱 성숙할 수 있도록 도와주는 것이 목적이다.

미술치료에는 개인 미술치료와 집단 미술치료가 있다. 6~10명 정도로 구성된 집단 미술치료의 경우 집단 구성원 사이의 상호작용을 통해 집단이 가지고 있는 치료적 힘을 최대화하여 이용한다. 집단 안에서 관계를 형성하고 서로 공감하는 과정을 통해 다양한 시각에서 자신을 이해할 수 있게 되는 장점이 있다.

▶ 미술치료 방법

미술치료는 일반적으로 도입, 활동, 토론의 순서로 진행된다. 도입 부분에서 미술치료사는 편안하고 신뢰할 수 있는 분위기를 형성하기 위해 자기소개 및 오늘의 미술활동 소개 등을 진행한다. 이후 본격적인 미술활동을 하고, 미술활동이 끝나면 대상자가 본인의 미술작품에 대한 느낌이나 감정을 표현하고, 이에 대해 미술치료사가 의미를 부여하거나 격려 및 지지를 하는 등의 순서로 마무리된다.

미술치료에는 방법이나 주제를 제시하는 지시적인 방법과 대상자가 자유롭게 표현하는 비지시적인 방법이 있다. 이런 활동을 통해 대상자는 떠오르는 심상이나 감정 또는 경험을 미술작품으로 표현함으로써 의미 있는 내적 경험 및 성숙에 이르게 된다.

▶ 암환자 대상 미술치료

암환자는 암치료 중 발생하는 마음의 문제나 감정을 말로 표현하기 어려운 경우가 많다. 미술치료는 미술활동을 통해 암환자가 마음과 감정을 표현하며, 심신을 이완하고 스트레스를 감소하는 데 도움을 준다. 따라서 미술치료는 암환자의 삶의 질을 향상시킬 수 있는 좋은 심리지원 프로그램이 될 수 있다. 또한 소규모 그룹활동을 통해 같은 암환자로서 공감을 표현하며 사회적인 유대감을 느끼게 되어 고독감이나 외로움을 해소하는 데에도 도움이 된다.

무용/동작치료

▶ 무용/동작치료란?

무용/동작치료는 마음에서 우러나오는 몸의 움직임을 표현함으로써 심리적 안정을 찾아 마음과 몸의 질병을 치유하는 데 도움을 주는 방법 중 하나이다. 무용/동작치료는 '인간의 신체는 정신, 감정과 끊임없이 상호작용을 하며 서로 통합되어 있다'는 것에 기초를 두고 있다. 대상자의 무의식적인 정신 과정 및 일상적인 자각을 이해하기 위해 무용치료사와 대상자의 관계에서 대상자를 변화시키는 데 목적이 있다.

▶ 무용/동작치료 방법

무용/동작치료는 일반적으로 어떤 특정한 무용 동작을 가르쳐 주고 따라하도록 하기보다, 진정한 자신을 발견하고 자기 자신을 새롭게 경험하는 방법을 찾을 수 있도록 여러 동작을 시도해 보고 말로 표현할 수 없는 감정을 움직임으로 표현하게끔 도와준다. 이때 무용치료사는 대상자에게 어떻게 움직이라고 설명하거나 어떤 감정을 어떻게 표현하라고 가르쳐 주지 않는다. 따라서 무용치료의 효과를 극대화하기 위해 무용치료사는 상호활동을 통해 대상자의 신체 및 정신, 감정의 치유에 도움이 되는 동작을 이끌어낸다. 대상자의 움직임과 동작이 충분히 가치 있는 의사소통의 형태라는 전제하에, 그러한 움직임을 치유에 도움이 되는 활동으로 이용한다.

▶ 암환자 대상 무용/동작치료

무용/동작치료는 주로 정서적으로 예민하고 불안한 대상자들에게 적용되며, 창의적·자발적·정서적 적응을 도와주고 불안정적인 정서를 극복하는 데 도움을 준다. 암환자는 죽음에 대한 공포와 재발 및 전이에 대한 심리적 불안감, 암치료 중 겪게 되는 고립감과 외로움으로 큰 혼란과 우울을 겪게 된다. 무용/동작치료는 움직임과 리듬감을 통해 기분을 즐겁게 해 주는 효과가 있고 자신의 감정과 마음을 표현할 수 있게 해 주므로, 암환자의 이러한 심리적·정서적 어려움을 잘 극복할 수 있도록 도울 수 있다.

요가

▶ 요가란?

요가는 다스리기 어려운 마음을 조절하여 소위 '깨달음'이라고 부르는 고통과 무지로부터의 완전한 자유를 얻기 위한 종합적인 심신 수행법이다. 이러한 목적을 실현하기 위해 수행되는 요가 동작, 호흡, 명상 등은 심신 이완, 평정심 유지, 건강 증진 등에 많은 효과가 있어 보완요법으로도 많이 활용하고 있다.

▶ 요가의 효과

요가 동작은 신경계 이완, 내분비 기능 향상, 혈액순환 증진, 호흡 및 배설 기능의 향상에 도움이 되며, 호흡법은 내장기관에 있는 울혈을 효과적으로 이완시켜 전신 혈액순환을 포함한 시스템 전체의 기능을 활성화시키는 데 도움을 준다. 또한 명상은 평정심을 유지하고 자율신경계를 안정시키는 데 도움이 된다. 따라서 요가 참여자는 스트레스 상황에서 회복될 뿐만 아니라 스트레스를 자기 발전에 역이용할 수 있는 회복탄력성이 향상되어 불안과 우울이 감소될 수 있다.

▶ 암환자 대상 요가

암치료를 하면서 환자는 신체의 움직임이 줄어들고 항암치료 등 다양한 치료로 인해 부작용을 경험할 수 있다. 요가는 요가 동작과 호흡, 명상을 통해 혈액순환 증진, 효율적인 심신의 이완 및 안정, 심폐 및 배설 기능의 활성화 등으로 암치료로 움츠러들었던 몸과 마음을 열어준다. 이로 인해 기분이 좋아지고 스트레스도 감소하며 불안, 우울, 불면 등의 증상 또한 호전될 수 있다.

프로그램 참여 후기

요가는 힐링하는 시간입니다

한 시간 동안 정신을 집중하여 동작을 하다보면 잡념도 사라지고 마음과 몸이 힐링되어, 요가가 끝나고 나면 몸과 마음이 가벼워집니다. 또 스트레칭으로 몸이 시원하고 몸과 마음이 일치되며, 더불어 소중함을 느끼게 됩니다.

명상

▶ 명상이란?

명상이 마음의 안정뿐 아니라 수면, 식욕, 위장기능 등 생리적인 기능에도 도움이 되고 또한 자율신경, 내분비, 면역 등 신체기능에 미치는 영향이 밝혀지면서 치료 목적으로 활용되고 있다. 즉 명상은 암과 같은 질병으로 신체적·정신적 고통을 받고 있는 사람들이 몸과 마음의 안정을 되찾고 힘든 치료를 원활히 받도록 도움을 줄 수 있다.

▶ 명상 방법

명상은 자신의 마음과 생각을 다스릴 수 있는 방법의 하나로 그 종류는 체조명상, 이완명상, 호흡명상, 생활명상 등 다양하다. 체조명상은 명상을 위한 동작을 하면서 기의 순환을 촉진시키고, 이완명상은 이미지를 활용하여 근육의 긴장을 풀고 몸을 이완시키며, 호흡명상은 단전에 주의를 집중하여 호흡하고 침을 조절하면서 깊은 의식 상태로 들어가도록 도와준다. 또한 생활명상은 단전에 의식을 집중함으로써 잡념, 욕심, 감정을 내려놓고 기혈 순환을 촉진시키는 방법으로 생활 속에서 언제나 실천이 가능하다.

▶ 암환자 대상 명상

명상은 불면증, 긴장/불안/우울, 피로/무기력, 식욕저하/구역/구토/통증 등의 신체 증상과 집중력 및 기억력 저하 등과 같은 증상 개선에 도움이 된다. 또한 명상은 병과 고통에 보다 초연해지고 몸과 마음의 안정을 찾는 데 도움이 된다.

더 자세한 통합교육 정보

서울대학교암병원은 암환자와 가족들이 더 건강하게 암치료를 받고 암치료 후 삶에 적응할 수 있도록 하기 위해 다양한 교육 프로그램을 운영하고 있다. 서울대학교암병원 암정보교육센터 홈페이지를 통해 다양한 통합교육 정보를 만날 수 있다.

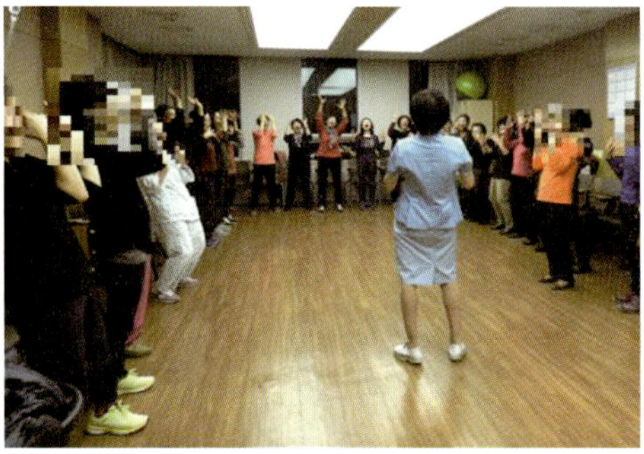
웃음치료

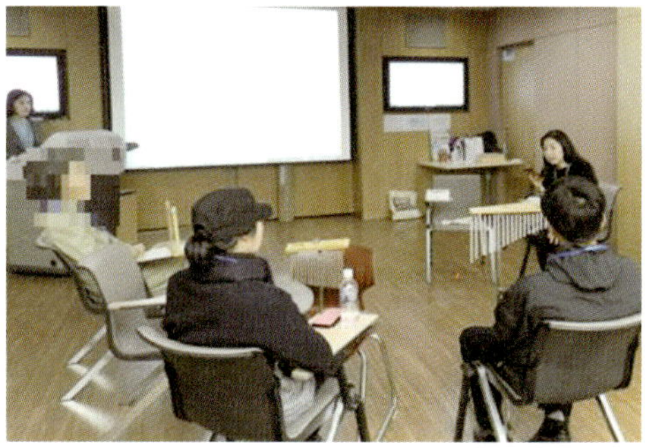
음악치료

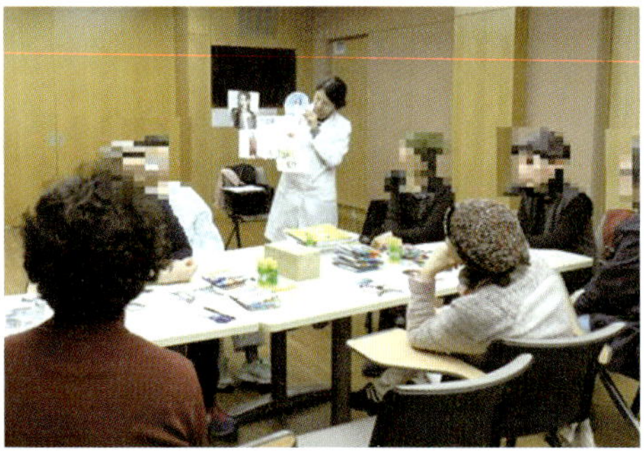
미술치료

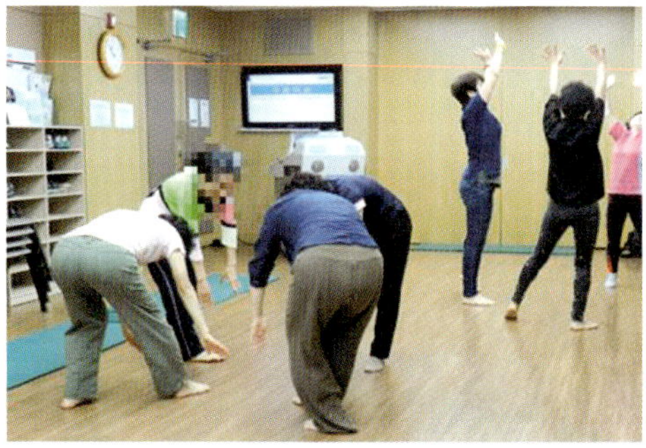
무용/동작치료

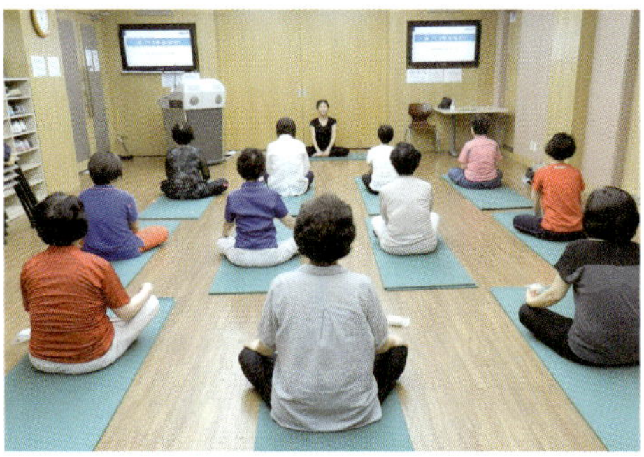
요가

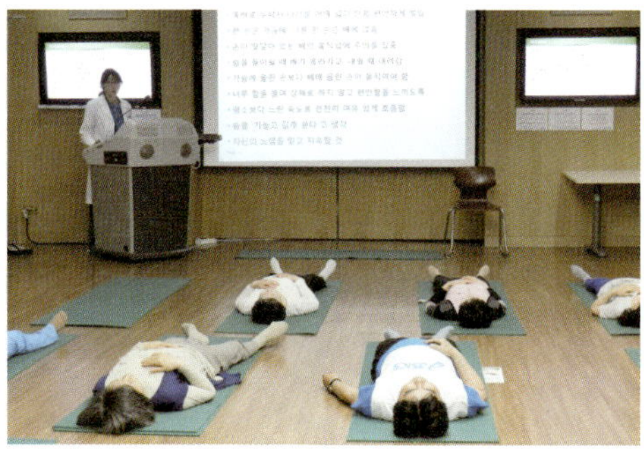
명상

암환자와 가족을 위한 프로그램

서울대학교암병원
암정보교육센터
프로그램 소개

암치료 후 더 행복해진 삶(유방암)

저는 2008년 유방암 진단을 받았습니다. 암에 걸리기 전에는 나름대로 제 일을 하며 씩씩하게 살았다고 생각합니다. 결혼하고 얼마 지나지 않아 직업 전선에 나섰고, 일을 하면서 남매를 키웠습니다. 그것도 모유를 먹여 가면서요. 그런데 유방암이라니…. "유방암 2기입니다"라는 의사 선생님 말씀에 아무런 말도 할 수 없었습니다. 순간 머리가 텅 비어버리는 느낌을 지금도 잊을 수가 없네요. 그래도 다행히 수술을 잘 받았습니다. 힘들기는 했지만 6차에 걸친 항암치료도 끝냈습니다. 암이 생긴 유방 전체를 제거해서 방사선 치료는 하지 않았습니다.

치료가 끝나고 집에서 몸을 추슬렀습니다. 몸이 조금씩 회복되면서 마음에도 여유가 생기더군요. 그 여유의 틈으로 불안이 파고들었습니다. 암을 겪은 환우라면 누구나 공감할 겁니다. 재발에 대한 걱정 때문이었지요. 밤에 잠을 이룰 수 없고, 우울하고 불안하기만 했습니다. 내 마음을 내가 어찌할 수 없었어요. 그때 선배 환우 한 분이 병원에서 하는 명상을 권했습니다. 의사 선생님을 만나 상담을 하고 약 처방도 받으며 명상을 했습니다. 그 덕분에 한결 편하게 잘 지낼 수 있었습니다.

암 진단을 받은 지도 어느덧 6년이 지났습니다. 지금은 제 삶을 열심히 꾸리면서 환우 모임에도 참석하고 있습니다. 부족하지만 병원에서 봉사활동도 하고요. 지난 6년 동안 여러 가지 변화가 참 많았습니다. 그런 변화들로 인해 현재 저는 새로운 삶을 살고 있습니다. 가족과의 사이도 더욱 돈독해졌답니다. 어떻게 들릴지 모르겠습니다만 60년의 삶 중에서 지금이 가장 행복하다고 말하고 싶습니다.

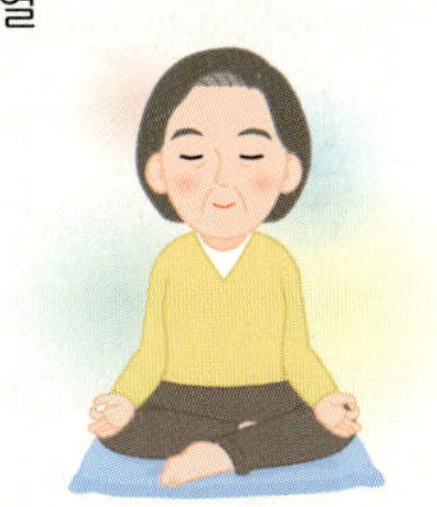

04

암치료 후 건강 관리에 대해 알려 주세요

수술, 방사선 치료, 항암화학요법 등 적극적인 암치료가 끝나면 암환자와 가족은 재발이나 전이에 대한 걱정과 함께 암치료 후의 삶에 다시 적응해야 한다는 부담을 갖게 된다. 어떻게 하면 재발과 전이를 예방할 수 있을지, 암환자이지만 일상에 건강하게 복귀하기 위해 어떤 노력이 필요한지 등 궁금한 점이 많지만 명확하게 가르쳐 주는 곳은 많지 않다. 이 장에서는 암치료 후 건강 관리를 주제로 암 예방을 위한 건강습관, 즉 금연·금주, 영양, 운동, 체중관리와 이차암 검진, 만성질환 관리, 그리고 예방접종의 종류와 효과로 나누어 자세한 정보를 제공하고자 한다.

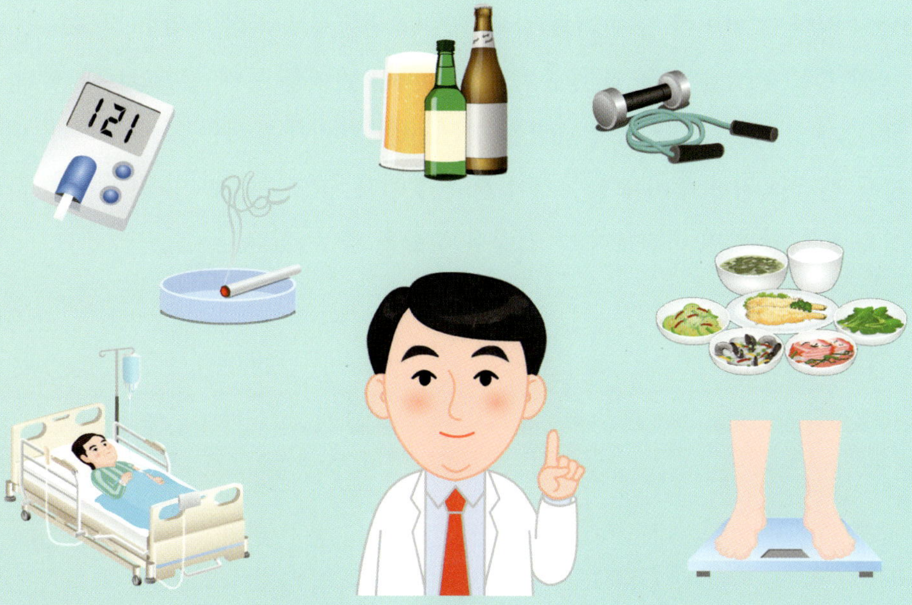

1 암을 예방할 수 있는 건강습관에 대해 알려 주세요

암치료 후 건강관리의 중요성

과거에는 암에 걸리면 대부분 사망한다고 여겼다. 하지만 과학기술의 발전과 암 조기검진 프로그램이 보편화되면서 많은 암환자들이 장기간 생존하게 되었다. 이러한 변화로 인해 암치료 이후의 삶은 점차 중요한 이슈가 되고 있다. 의학기술의 발전으로 암환자의 평균 5년 생존율이 70%에 다가섰고, 2013년 기준 암 생존자는 약 140만 명으로 이는 우리나라 국민 37명 중 1명에 해당한다(2015년 국가암등록통계 참조). 즉 본인 또는 가족 중 누군가는 암 생존자가 될 수 있다는 것이다. 이처럼 암 생존자는 늘고 있지만 암치료 이후 체계적인 관리는 제대로 이뤄지지 않고 있다.

보통 암치료가 끝난 암 생존자들은 진단을 받았던 암의 재발 여부에 대해서만 주기적으로 검사를 받는다. 하지만 암 생존자는 암치료라는 힘든 과정을 거치면서 암 발생 전과는 다른 환경에 놓이게 된다. 즉 질병에 더 취약해지며 더 쉽게 피로를 느끼고 더 쉽게 지치게 되는데, 이로 인하여 건강하지 않은 생활습관을 가지기 쉽다.

그렇다면 암 생존자는 일반인과 같은 건강 상태로 지낼 수 없다는 것인가?

그렇지 않다. 일반인이 몸 관리를 잘못하면 암 생존자보다 더 취약한 상태가 될 수 있다. 반면 힘든 과정을 겪은 암 생존자가 체계적인 관리를 통해 일반인보다 훨씬 건강한 몸을 가질 수 있다. 암 완치 판정을 받는 순간 치료가 끝나는 것이 아니라, 이때부터 평생 건강을 위한 준비에 들어가야 하는 것이다. 암 생존자가 암을 이겨낸 후 생활 개선을 통해 암 발병 이전보다 더 건강한 생활을 할 수 있다.

암치료가 끝나도 필요한 금연·금주

흡연과 음주는 암 발생의 위험인자일 뿐만 아니라, 암이 걸린 이후에 이차암 위험도나 사망률을 높일 수 있다. 특히 술과 담배를 함께하는 경우 상호작용으로 암 발생 위험이 매우 높아진다. 따라서 모든 암환자는 반드시 금연과 금주는 물론, 암 생존자를 위한 금연·금주 프로그램에 적극적으로 참여해야 한다.

▶ 금연을 하면 이로운 점

- 금연 3개월 후 혈액순환 및 폐기능이 향상된다.
- 금연 6개월 후 기침 및 호흡곤란이 완화된다.
- 금연 1년 후 심장병 위험이 흡연 전보다 절반 수준으로 감소한다.
- 금연 5년 후 구강/후두/식도암 등 암 발생 위험이 감소한다.
- 금연 10년 후 폐암으로 인한 사망률이 현저히 감소한다.
- 금연 15년 후 심장병 위험이 비흡연자 수준으로 감소된다.

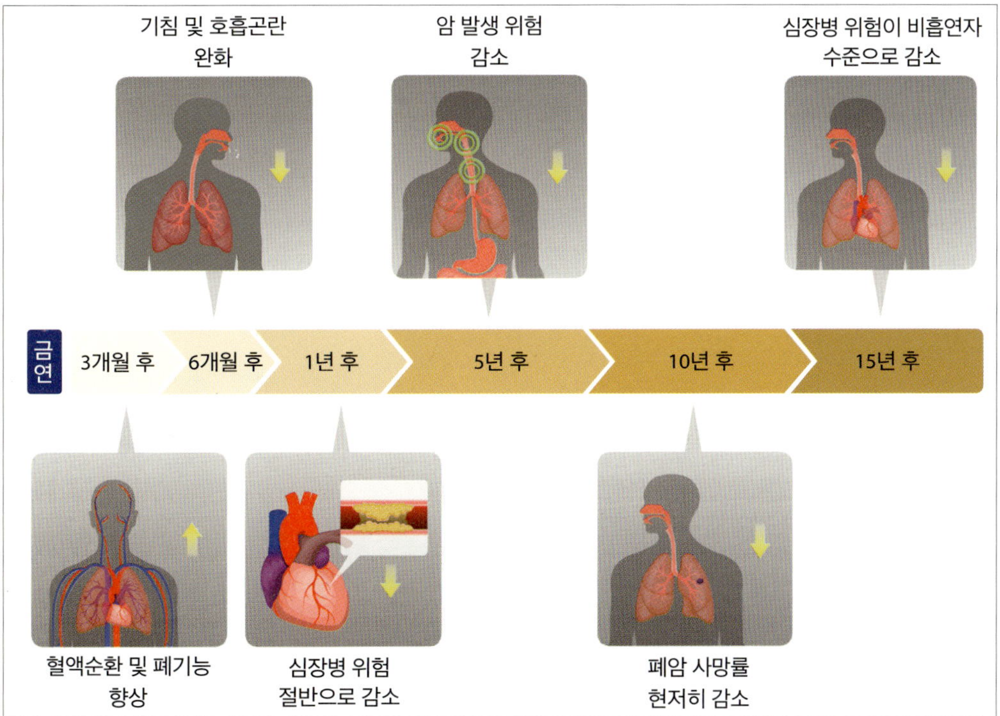

금연을 하면 이로운 점

▶ 알코올과 암의 관계

- 하루 한 잔의 가벼운 음주에도 구강인두암, 식도암, 유방암, 간암, 대장암의 암 발생 위험이 증가한다는 연구 결과가 있다.
- 알코올은 여성호르몬(에스트로겐)과 남성호르몬(안드로겐) 혈중 농도를 높임으로써 유방암 발생 확률을 증가시킬 수 있다. 따라서 에스트로겐 양성 유방암 환자의 경우 금주는 필수적이다. 또한 폐경을 한 여성이 매일 한 잔씩 술을 마실 경우 유방암 발생 위험이 30% 증가한다는 연구 결과가 있다. 한편 미국 간호사 10만 명을 추적 검사한 결과, 일주일에 3~6잔의 음주를 한 경우 유방암 발생 위험이 15% 증가했다고 한다.
- B형 또는 C형 간염의 만성 감염이 있는 경우 음주를 하게 되면 간암 발생 위험이 약 2~7배까지 높아지므로 금주가 필요하다. 특히 알코올성 간염이나 간경변증이 있는 경우에는 절대 금주해야 한다. 알코올성 간질환의 경우 많이 진행된 것이 아니라면 금주로 인해 상당수가 회복될 수 있다.
- 암 예방을 위해서는 적정 음주량이란 없으며, 한 잔의 술도 암 발생 위험을 높이는 것으로 알려져 있다. 이에 2016년 보건복지부는 음주 관련 기준을 높이기 위해 '암 예방 수칙' 중 음주 관련 부분을 '하루 두 잔 이내로만 마시기'에서 '암 예방을 위해 하루 한두 잔의 소량 음주도 피하기'로 강화하였다. '금주'는 암 예방을 위한 중요한 건강습관이다.

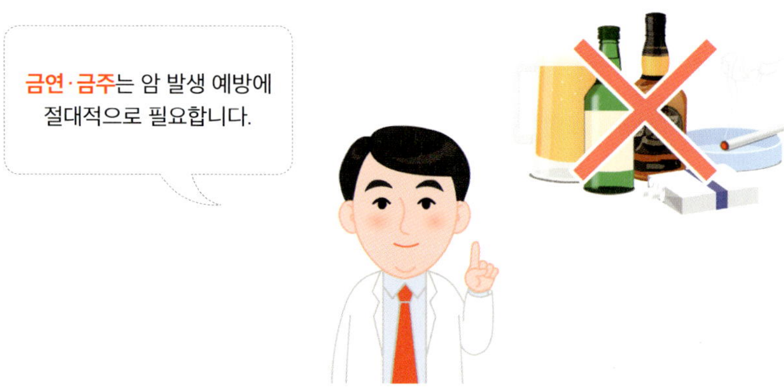
금연·금주는 암 발생 예방에
절대적으로 필요합니다.

SNUH 건강 Talk Talk

흡연, 약으로 치료해라

'폐암' 예방법은?

별주부전 용왕님은 왜 토끼간이 필요했을까?

금연 관련 설명처방 동영상

금연치료 안내

2 암치료 후 식사 관리에 대해 알려 주세요

치료가 끝난 후 암환자들이 가장 관심 있어 하는 부분은 바로 재발을 막는 식사 관리 방법이다. 하지만 한두 가지 식품 때문에 암이 재발하거나 재발이 방지되는 것은 아니며, 생활습관을 건강하게 해야 한다. 특히 의료기술의 발전과 암 조기검진 프로그램의 보편화 덕분에 암치료 이후 장기 생존하는 환자들이 많아지면서, 암 재발 방지뿐 아니라 치료 종료 후 만성질환 관리 역시 암환자들이 관심을 가져야 할 중요한 부분이 되었다.

암의 재발 방지를 위한 식습관은 암 예방을 위한 식습관과 동일하다. 실제로 세계적인 암 연구 재단인 WCRF(World Cancer Research Fund)에서는 암치료 종료 후 환자들이 암 예방을 위한 식습관을 준수하는 경우 재발률을 낮추고 생존율을 높일 수 있다고 하였다. WCRF는 최근 몇십 년간의 연구 결과를 토대로 「식품, 영양, 신체활동과 암의 예방」이라는 보고서를 통해 암을 예방하기 위한 지침을 다음과 같이 10개 지침으로 발표하였다.

▶ 암을 예방하기 위한 10개 지침(WCRF)

① 건강 체중을 유지한다

과체중이나 비만은 폐경기 이후 유방암, 대장암, 식도암, 췌장암, 간암, 신장암, 자궁내막암, 난소암, 전립선암 및 담낭암의 발생 위험과 관련이 있는 것으로 알려져 있다. 뿐만 아니라 당뇨병, 이상지질혈증, 기타 대사성 질환의 발병과도 관련이 있다. 의료진과 상의하여 자신의 건강 상태에 맞는 건강 체중을 정하고 관리를 통해 이를 유지해야 한다. 이를 위해서는 과식과 불필요한 간식을 피하고 규칙적으로 운동하는 습관을 기른다.

② 활동량을 늘린다

활동량을 늘리면 각종 호르몬 수치를 건강하게 조절할 수 있고, 특히 인슐린 저항성을 낮춰 암이 진행되는 것을 억제할 수 있다. 또한 신체활동은 소화를 촉진시켜 암 유발 인자들이 소화관에 머무르는 시간을 낮춰주는 장점이 있다. 신체활동을 통해 소모하는 열량은 체지방을 줄여주므로 그에 따른 암 예방 효과도 얻을 수 있다. 특히 활동량을 늘리는 것은 대장암, 폐경 후 유방암, 자궁암의 강력한 예방 요인이다. 규칙적인 운동뿐 아니라 앉아 있거나 누워 있는 시간을 줄이는 것도 도움이 된다.

③ 열량 밀도가 높은 식품이나 당분이 많이 함유된 음료는 피한다

고열량 식품, 특히 지방이나 설탕 함량이 높은 가공식품을 과다하게 섭취하는 경우 비만의 위험이 증가해 다양한 암의 발생 위험이 높아진다. 건강 체중을 유지하기 위해서는 초콜릿, 과자, 햄버거, 치킨과 같이 지방, 설탕, 소금 함량이 높은 가공식품의 섭취는 최대한 줄이는 것이 좋다. 이러한 식품들은 소량 섭취하더라도 열량이 높은 반면 필수 영양소의 함량이 낮아 권장되지 않는다. 또한 탄산음료, 에이드, 주스 등 당분이 많이 함유된 음료도 포만감 없이 열량 섭취를 늘리므로 피하는 것이 좋다.

그러나 모든 종류의 지방을 제한할 필요는 없다. 전통적인 한국 식사에는 기름 함량이 많지 않으므로 일반적인 한식 식단을 유지한다면 조리 중에 사용하는 식용유, 참기름, 들기름은 그대로 사용해도 좋다.

④ 과일, 채소와 같은 식물성 식품을 충분히 섭취한다

과일과 채소에 들어 있는 다양한 비타민, 무기질, 식이섬유소, 생리활성물질 및 항산화제 같은 영양 성분들은 우리 몸의 세포가 손상을 받아 암세포로 발달하는 것을 예방한다. 또한 식물성 식품을 충분히 섭취하면 전체적인 식사의 열량이 낮아져 건강 체중 유지에 도움이 된다. 과일과 채소의 섭취는 특히 구강암, 인후두암, 식도암, 위암, 폐암, 대장암 등의 위험을 낮추는 데 효과가 있다. 과일과 채소를 섭취할 때에는 다양한 색깔과 종류를 선택하는 것이 좋다. 매끼 두 가지 또는 매일 다섯 가지 이상의 채소를 섭취하고, 매일 1~2회 과일을 섭취하는 것을 권장한다.

⑤ 붉은 육류의 섭취를 제한하고 가공육 섭취는 최대한 피한다

쇠고기, 돼지고기와 같은 붉은 육류에 들어 있는 헴(heme) 성분은 과다하게 섭취할 경우 대장암의 위험을 높인다. 햄, 베이컨, 소시지와 같은 가공육은 질산염, 아질산염과 같은 발암물질을 함유하고 있으며 화학 첨가물이나 소금의 함량도 높은 편이다. 붉은 육류는 좋은 영양 급원이므로 섭취를 금지할 필요는 없으나, 건강한 사람의 경우 매일 꼭 섭취할 필요는 없다. 일반적으로 한국인은 1주일에 400g 이하, 대장암 가족력이 있거나 예방이 필요한 경우에는 1주일에 200g 이하로 섭취하는 것을 권장한다. 가공육은 가능한 한 섭취하지 않는 것이 좋다.

⑥ 음주는 하지 않는다

술은 종류에 상관없이 구강암, 인후두암, 식도암, 대장암, 유방암, 간암의 위험을 높이는 강력한 위험 요인이다. 술은 발암물질을 녹여 체내로 침투시키는 과정을 돕고, 술이 체내에서 분해되는 과정에서도 발암물질이 생성된다. 술로 인해 발생하는 간경변은 간암의 위험을 높이는 원인이 되기도 한다. 또한 술로 인해 열량 섭취가 많아지면 불필요한 체중 증가의 원인이 되어 암 예방에 좋지 않다. 암 예방을 위해서는 한 잔의 음주도 하지 않는 것이 좋다.

⑦ 싱겁게 먹는다

세계보건기구(WHO)가 권장하는 염분 섭취 권고안은 1일 5g이다. 한국인의 식생활에서 이 양을 지키는 것이 어렵기는 하지만 가능한 한 싱겁게 먹는 것이 좋다. 짜게 먹는 습관은 위암 발생 위험을 높일 뿐 아니라 고혈압 발생과도 관련이 있다. 염분 섭취를 줄이기 위해서 소금이나 간장에 절인 염장식품(젓갈, 장아찌, 자반, 김치류 등) 및 국이나 찌개의 국물 섭취를 줄이고 가공식품보다는 신선식품을 이용하도록 한다.

⑧ 영양 보충제에 의존하지 않는다

암 예방에서 영양 보충제의 역할에 대한 명확한 근거는 아직 없다. 일부 연구에서는 고용량의 보충제 복용이 오히려 해로울 수 있다고 한다. 따라서 암 예방을 위해서 영양 보충제를 섭취하는 것은 권장하지 않는다. 오히려 식품이 특정 비타민, 무기질 외에도 섬유소, 생리활성물질과 같은 성분을 포함하고 있어 단순히 보충제로 섭취하는 것에 비해 훨씬 유익하다. 매일 다양한 식품을 통해 건강하고 균형 잡힌 식사를 하도록 노력한다.

⑨ 가능한 한 모유수유를 한다

모유수유는 산모의 체중 조절이나 호르몬 조절, 유방 건강 유지를 통해 암 예방에 도움을 주는 것으로 알려져 있다. 또한 모유수유를 한 아이는 이후 성장하여 비만할 가능성이 낮기 때문에 체중과 관련된 암을 예방할 수 있다. 따라서 산모와 아이 모두의 건강을 위해 생후 6개월까지는 모유수유를 권장한다.

⑩ 암치료 종료 후에도 위의 예방 지침을 준수한다

암치료가 종료되어 일상생활로 복귀한 후에도 위의 예방 지침을 준수하여 암 재발을 방지하고 건강 수명을 연장하도록 한다.

SNUH 건강
Talk Talk

비타민은
과유불급? 다다익선?

암을 예방하기 위한 10개 지침(WCRF)

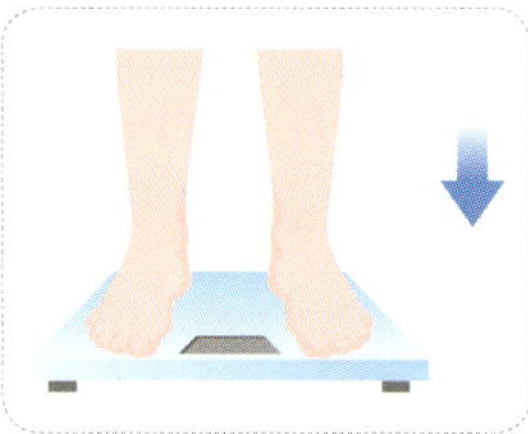

① 건강 체중을 유지한다.

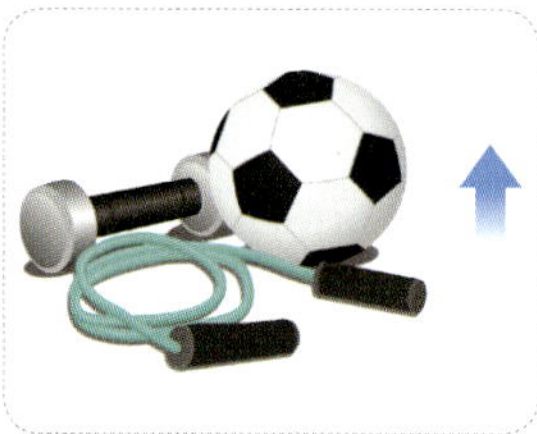

② 활동량을 늘린다.

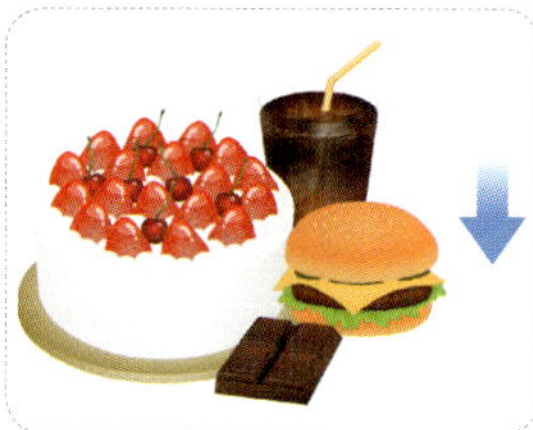

③ 열량 밀도가 높은 식품이나
당분이 많이 함유된 음료는 피한다.

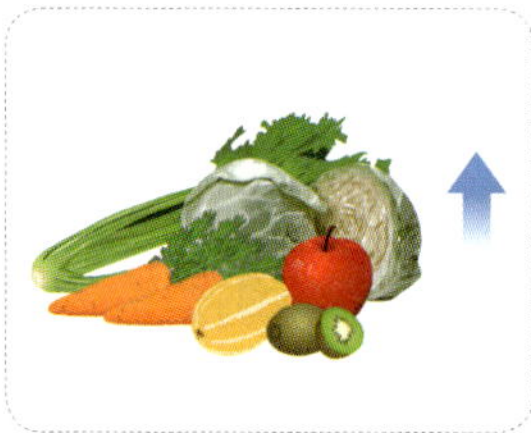

④ 과일, 채소와 같은 식물성 식
품을 충분히 섭취한다.

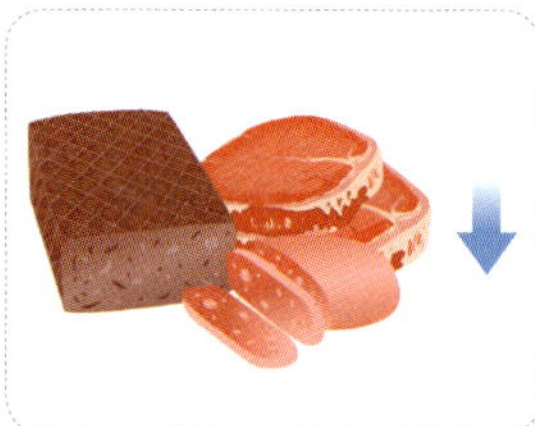

⑤ 붉은 육류의 섭취를 제한하고
가공육 섭취는 최대한 피한다.

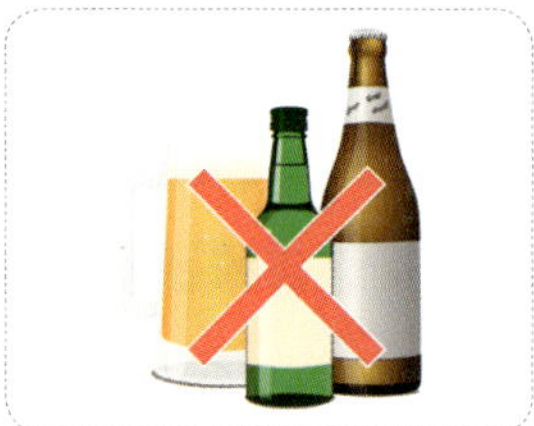

⑥ 음주는 하지 않는다.

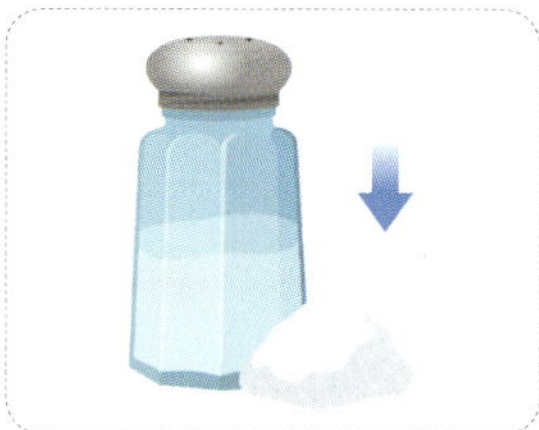

⑦ 싱겁게 먹는다.

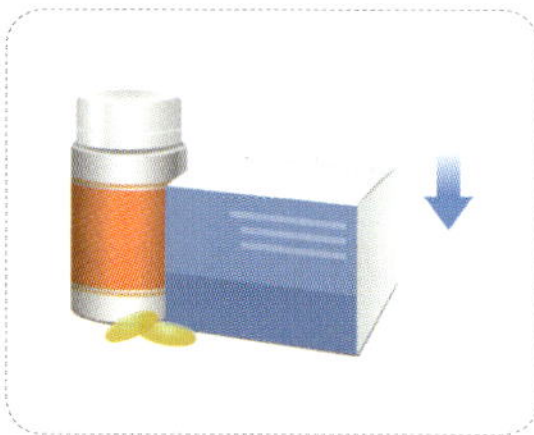

⑧ 영양 보충제에
의존하지 않는다.

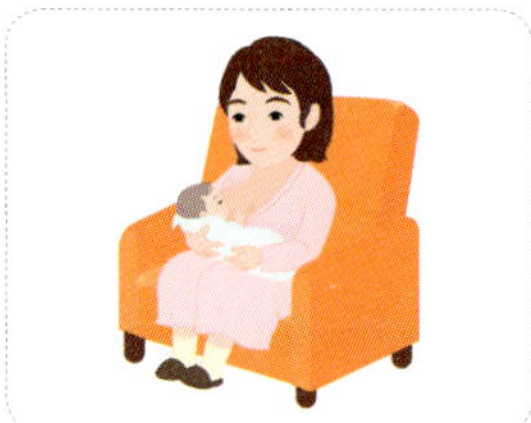

⑨ 가능한 한 모유수유를 한다.

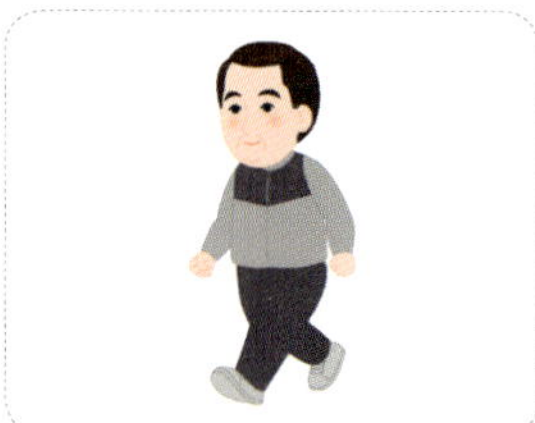

⑩ 암치료 종료 후에도
위의 예방 지침을 준수한다.

▶ 암 예방을 위한 식사 준비

암 예방을 위해 특별한 식품을 준비해야 하는 것은 아니다. 일상적으로 섭취하는 식품으로도 얼마든지 암 예방을 위한 건강식을 준비할 수 있다. 매일의 식사에서 다음과 같은 방법을 통해 균형 잡힌 식사를 준비해 보자.

어육류

육류, 계란, 생선, 해산물, 콩류

- 단백질 식품은 적당히 먹는다.
- 고기나 계란보다는 생선, 두부, 콩 및 해산물을 자주 먹는다.
- 훈제, 염장, 직화구이 등의 조리법과 가공육 섭취는 피한다.

채소류

나물, 샐러드, 김치 등 채소 반찬

- 하루 다섯 가지 이상의 다양한 채소를 먹는다.
- 식사 때마다 김치 외 두 가지 이상의 채소 반찬을 먹는다.

유제품

우유, 발효유, 두유 등

- 매일 1~2컵씩 섭취한다.
- 가능하면 저지방 제품을 선택하고, 소화가 어려운 경우 발효유제품을 마셔도 좋다.

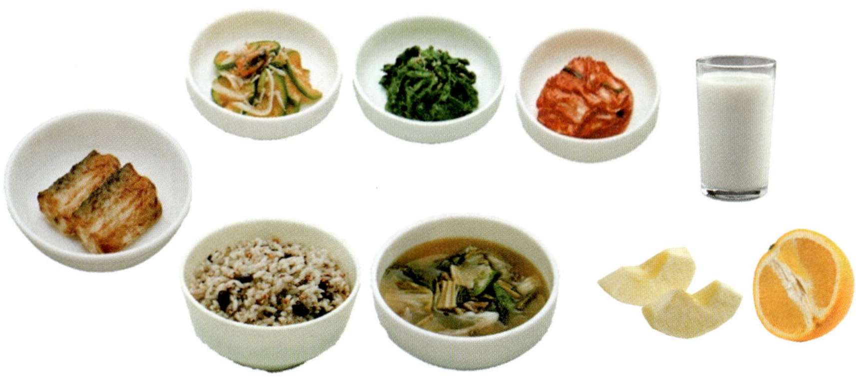

기름류

유지 및 견과류

- 기름은 요리에 적당량 사용한다.
- 지방 함량이 높은 육류나 튀김, 중국음식, 라면 등은 가능한 한 적게 먹는다.

주식(곡류)

밥, 면류, 떡, 빵, 크래커, 시리얼 등

- 잡곡밥이나 통밀빵과 같이 도정하지 않은 곡류를 먹는다.
- 면류나 빵을 섭취할 때에는 충분한 양의 채소를 곁들여 먹는다.

과일류

신선한 제철 과일

- 다양한 맛과 색의 과일을 매일 1~2회 섭취한다.
- 과즙 형태는 권장하지 않는다.

암 예방 상차림 예(밥으로 식사할 때)

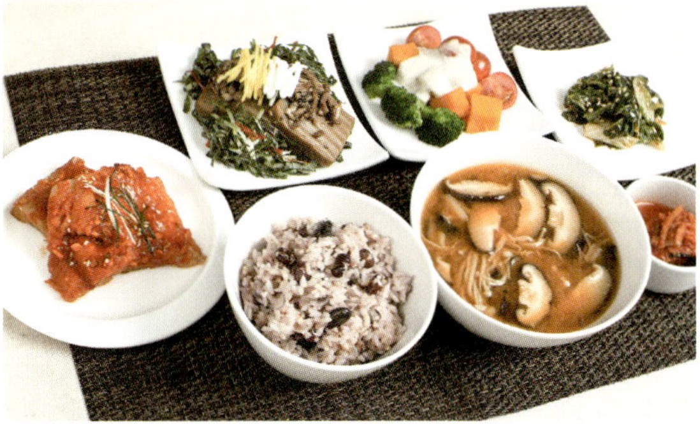

잡곡밥
표고버섯 된장찌개
도토리묵 깻잎 무침
단호박 브로콜리 샐러드(캐슈넛 두유 드레싱)
봄동나물, 배추김치

암 예방 상차림 예(빵으로 식사할 때)

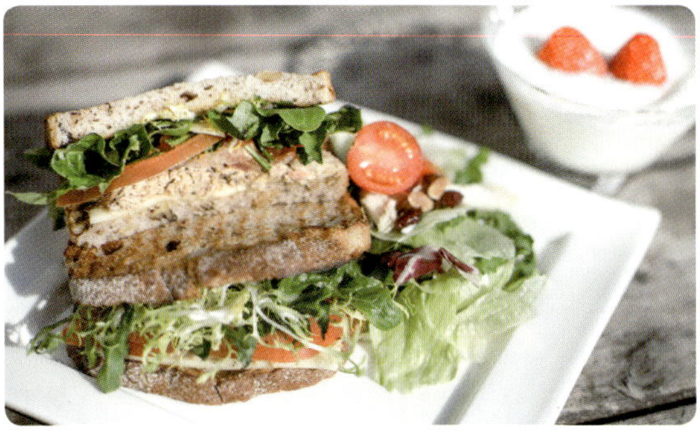

통밀빵 참치 샌드위치
샐러드(올리브 오리엔탈 드레싱)
요거트
딸기

암 예방 상차림 예(면으로 식사할 때)

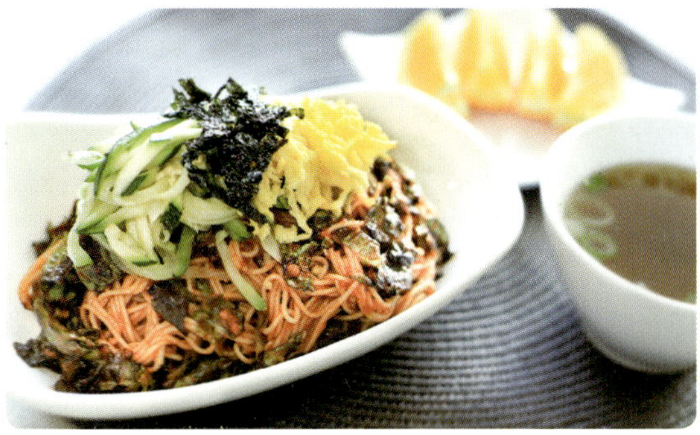

채소듬뿍 비빔국수
상추, 애호박, 양파, 계란 지단

▶ 암 종류별 발생 위험을 증가/감소시키는 영양 요인

암 종류가 다르더라도 암 예방을 위한 기본 식사 지침은 앞에서 설명한 바와 같고, 암 종류별 발생 위험을 증가시키거나 감소시키는 영양 요인들은 다음 표를 참고한다.

암 종류별 발생 위험 증가/감소와 관련된 영양 요인

구분	암 발생 위험 감소		암 발생 위험 증가	
	확실한 사실[1]	가능한 사실[2]	확실한 사실	가능한 사실
구강/인두/후두암		비전분 채소[3], 과일, 카로티노이드 함유 식품	음주	
식도암		비전분 채소, 과일, 베타카로틴 함유 식품, 비타민 C 함유 식품	음주, 체지방	
폐암		과일, 카로티노이드 함유 식품	흡연자의 베타카로틴 보충, 비소(독성물질)	
위암		비전분 채소, 과일, 파속 채소(파, 양파, 마늘 등)		고염분 식품[4]
췌장암			체지방	
담낭암				체지방
간암			아플라톡신[5], 음주, 체지방	
대장/직장암	섬유소 함유 식품[6], 신체활동	마늘, 우유 및 고칼슘 식품	붉은 육류, 가공육, 체지방, 복부지방, 음주(남성)	음주(여성)
폐경 전 유방암	모유수유	체지방	음주	
폐경 후 유방암	모유수유	신체활동	음주, 체지방	복부지방
난소암				체지방
자궁내막암		신체활동	체지방	혈당부하가 높은 음식[7]
전립선암				체지방
신장암			체지방	
피부암				비소

1 충분한 근거를 토대로 한 확실한 사실
2 확실한 사실보다는 관련성이 약하나 가능성이 충분한 사실
3 감자, 고구마 등 전분 채소를 제외한 채소류
4 가공식품, 염장식품, 조리 시 첨가하는 염분 등을 과량 섭취하는 경우
5 곰팡이 핀 곡류나 콩류에 함유
6 과일, 채소, 콩류, 도정되지 않은 곡류 등
7 탄수화물(또는 당분)이 다량 함유된 식품을 과다하게 섭취하는 경우

3 암 생존자는 어떻게 운동해야 하나요?

운동을 하면 암을 어느 정도 예방할 수 있다고 알려져 있다. 즉 신체활동이 많은 경우에 대장암과 직장암, 유방암 발병 위험이 감소한다고 한다. 또한 이미 암을 진단받은 암 생존자에게도 운동은 다음과 같이 건강상 여러 가지 도움이 된다.

암 생존자와 운동

▶ 운동을 하면 암으로 인한 사망률을 낮출 수 있다

중등도 이상의 운동을 적어도 하루 30분, 일주일에 5일 이상 규칙적으로 하는 경우 사망률이 감소한다. 암을 진단받기 전에 운동을 하지 않았더라도 암환자가 운동을 시작하면 그 이득이 크다. 운동을 하는 유방암 환자는 운동을 하지 않는 경우에 비하여 사망률이 1.8배 감소하는 것으로 보고되었고, 대장암 환자 역시 대장암으로 인한 사망률이 더 낮은 것으로 나타났다. 또한 진단 전과 비교하여 진단 후에 신체활동량을 증가시킨 경우 암의 예후에 긍정적인 영향을 주는 것으로 알려져 있다.

▶ 운동을 하면 다른 암 발생의 가능성을 낮출 수 있다

운동을 하면 대장암, 유방암, 자궁암 등 암 발생을 예방할 수 있다고 알려져 있다.

▶ 운동은 심혈관계 질환이나 골다공증의 위험을 감소시킨다

유산소 운동은 심폐기능을 향상시키며 심혈관계 질환을 예방하고 조절하는 효과가 있다. 또한 저항성 운동(근력 운동, 무산소 운동)은 뼈 손실을 지연시켜 호르몬 치료를 받는 유방암과 전립선암 생존자의 골다공증 발생 위험을 낮출 수 있다.

▶ 운동을 하면 기분이 좋아지고 피로감이 적어지며 삶의 질이 향상된다

운동은 암 생존자의 삶의 질을 향상시킨다. 운동을 하면 체지방률은 감소하고 근력이 향상되며, 또한 활력이 생기고 자존감이 향상된다.

암 생존자의 운동 시 주의사항

암 생존자가 운동과 관련하여 주의할 사항은 다음과 같다. 이와 같은 주의사항에 대해 의료진의 판단 및 평가를 받은 후 그에 따라 운동을 한다.

- 빈혈이 심한 경우 회복될 때까지 운동을 미룬다.
- 백혈구 수치가 정상으로 회복되기 전까지는 공공장소에서 운동하는 것을 피한다.
- 심한 피로를 겪고 있는 환자의 경우에는 매일 10분 정도의 스트레칭이 도움이 될 수 있다.
- 케모포트 등 카테터를 삽입하고 있는 경우, 근력강화 운동을 할 때 카테터 위치가 잘못 움직이지 않도록 주의한다.
- 말초신경에 변화가 있는 경우에는 근육 약화 및 균형감각 저하로 인해 운동능력이 감소하게 되므로 걷기보다는 실내 자전거 운동이 좋다.
- 고강도의 운동은 감염의 위험을 증가시킬 수 있으므로 운동 시 외상의 위험에 주의한다.

운동의 종류와 빈도, 강도, 시간 등은 환자의 나이, 이전의 활동 수준, 암의 종류나 치료 단계, 치료 종류, 동반질환 유무 등에 따라 개별적으로 정하며, 의료진과 상담하여 맞춤 운동에 대해 교육을 받은 후 운동을 시작한다.

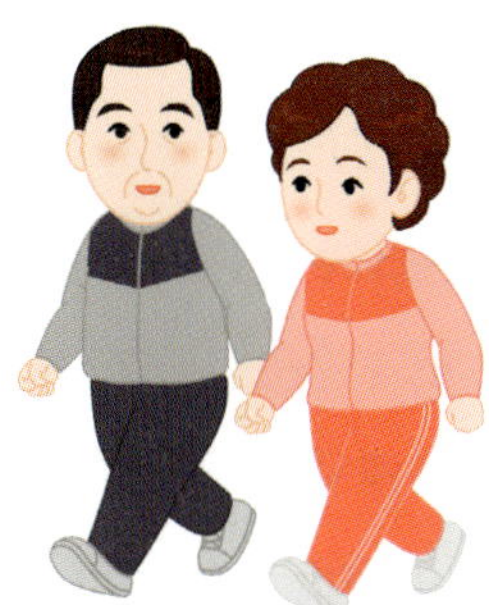

암치료 후 시기별 운동

암으로 치료받은 경험이 있는 경우 암의 병기, 치료 형태, 치료 이후 기간, 혈액검사 소견, 투약 상황, 현재의 신체 상태, 스트레스 수준 등을 고려하여 운동을 한다.

- **암치료 후 1년 이내** 수술, 항암제, 방사선 치료 등의 결과로 몸이 아직 회복 중일 수 있다. 따라서 운동을 해도 무리가 없는 상태인지 확인하고 운동을 시작하는 것이 좋다. 즉 이 기간에는 의료진과 상담한 후 운동을 시작한다.
- **암치료 후 1~5년** 대개의 경우 운동을 해도 큰 무리는 없다. 하지만 장기적인 건강 관리를 위하여 어떤 운동을 어느 정도로 강도를 늘려야 하는지에 대해서는 의료진의 견해를 듣는 것이 좋다.
- **암치료 후 5년 이후** 대부분의 경우 운동을 하는 데 일반인과 큰 차이가 없다. 지금 당장 운동을 시작해도 좋다.

운동 방법

▶ 중등도 이상의 운동을 하루에 30분 이상, 일주일에 5일 이상 한다

중등도의 운동이란 빨리 걷기, 보통 속도로 자전거 타기, 보통 속도로 수영하기, 복식 테니스와 같이 중간 정도로 힘들게 움직여 평소보다 조금 더 숨이 차게 만드는 운동이다. 중등도 이상의 운동은 사망률을 낮추고 이차암을 예방하는 효과가 있다. 이와 같은 운동을 하면 심혈관 질환과 골다공증의 위험이 감소되고 삶의 질이 향상된다. 다만 현재 암치료 중이거나 치료 후유증을 겪고 있다면 운동 전에 의료진과 상의하는 것이 좋다.

▶ 일상생활에서 다음과 같이 신체활동을 늘린다

- 엘리베이터보다 계단을 이용한다.
- 가능하다면 도보나 자전거로 이동한다.
- 휴식 시간을 마련하여 스트레칭이나 짧은 산책을 한다.
- 가까운 친구나 동료에게 이메일을 보내는 대신 직접 만난다.
- 활동이 있는 휴가계획을 세운다.
- 매일 만보계를 착용하고 더 많이 걷는다.
- 집에서 TV를 보는 동안 실내 자전거나 트레드밀(러닝머신)를 이용하여 운동한다.

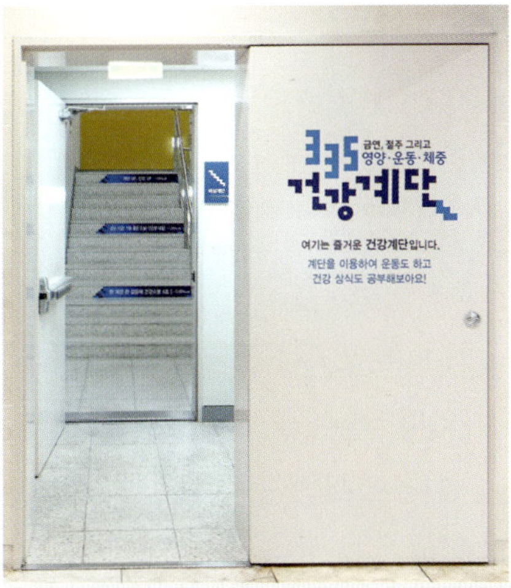
335
금연, 절주 그리고
영양·운동·체중
건강계단
여기는 즐거운 건강계단입니다.
계단을 이용하여 운동도 하고
건강 상식도 공부해보아요!

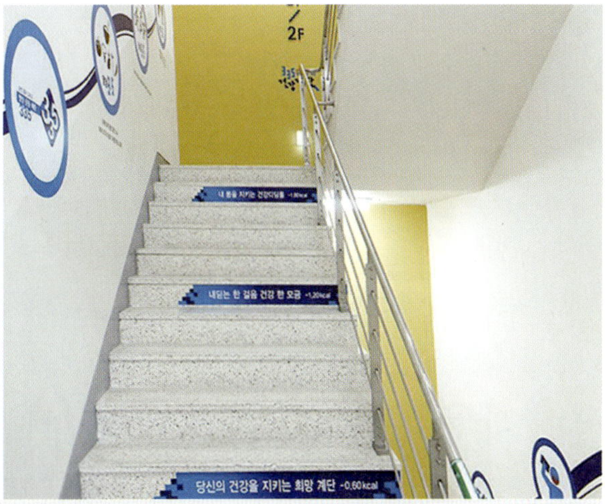
2F
내딛는 한 걸음 건강 한 모금 -1.20kcal
당신의 건강을 지키는 희망 계단 -0.60kcal

서울대학교암병원 암예방 335 건강계단

4 암 생존자도 체중조절을 해야 하나요?

치료가 종료된 유방암, 대장암, 전립선암 환자의 경우 비만할수록 같은 암이 재발할 가능성이 높으며 생존율도 떨어지는 것으로 알려져 있다. 특히 유방암 환자는 비만할수록 이차암으로 대장암이 더 많이 발생한다. 일부 연구에서는 두경부암이나 식도암 환자가 암 진단 시 저체중인 경우에 사망 위험도가 높은 것으로 나타났다.

이를 통해 암 종류에 따라 체중이 암환자의 예후에 미치는 영향이 각각 다르므로 암환자 개인의 특성에 맞는 체중조절 및 영양상담이 필요하다는 것을 알 수 있다.

▶ 체중조절 방법

암치료 이후 체중조절은 식사조절과 신체활동을 병행해 관리해야 한다. 체중을 늘려야 하는 경우에는 에너지 소비보다 음식 섭취를 늘리는 방향으로, 체중을 감량해야 하는 경우에는 음식 섭취보다 신체활동량을 늘려 에너지 소비를 증가시키는 방향으로 전략을 짜야 한다. 특히 체중감량은 환자 개인의 선호와 요구를 고려한 맞춤형 식사 및 운동 중재를 통해 이루어지는 것이 좋다.

신체활동을 늘리는 것은 과체중이거나 비만인 환자의 체중을 줄이거나 유지에 있어 가장 중요한 요소이다. 암 생존자를 대상으로 한 것은 아니지만, 신체활동 증가를 통한 5~10% 정도의 체중감소는 건강에 유의미한 도움을 준다는 연구 결과가 있다. 이런 결과는 암 생존자에게도 적용할 수 있을 것으로 보인다.

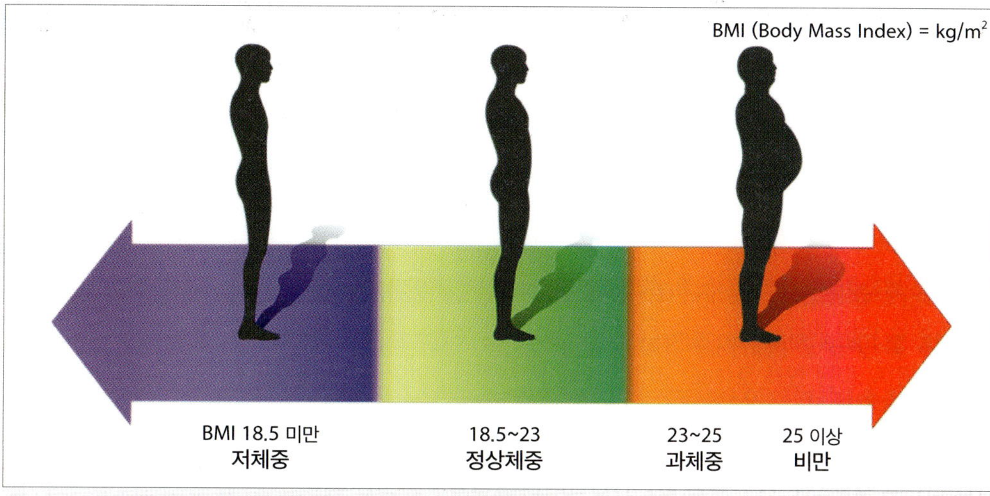

체질량지수(BMI)에 따른 정상체중과 저체중, 과체중 및 비만 구분

서울대학교암병원 환우의 **'나의 암 이야기'** ⑰

4기 비인두암의 완치, 의지로 만든 기적

저는 2004년 7월 암 진단을 받았었습니다. 비인두암 4기. 남은 시간은 4개월.

고향의 여러 병원을 헤매다가 서울대학교병원까지 왔지만, 역시 상태가 좋지 않다고 했지요. 그래도 포기하지 않고 항암치료와 방사선 치료를 받았습니다. 4개월은 1년이 되고, 1년은 5년이 되고, 마침내 완치 판정을 받았습니다.

나중에 알았지만 이 분야 권위자인 주치의 교수도 동료에게 치료가 어렵다고 했다더군요. 하지만 포기하지 않는 마음과 굳은 의지는 기적을 만들었습니다. 이 기적을 많은 암환자들과 나누고 싶습니다.

좌절하지 말고 용기를 내십시오.

암예방 335 캠페인

최고의 암치료는 암이 생기지 않도록 예방하는 것이다. 암 예방법을 실천하면 암 발생 가능성을 낮출 수 있다. 암 예방을 위해 반드시 지켜야 하는 것은 금연과 금주이다. 그리고 이 두 가지 외에도 중요한 예방법이 있다. 서울대학교암병원에서는 암 예방을 위한 335를 제안한다.

암 예방을 위한 3가지 3•5

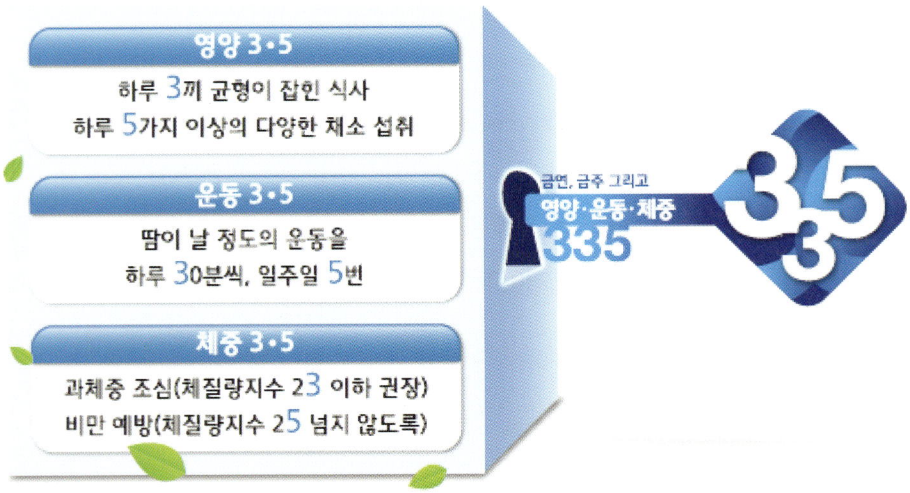

영양 3•5
하루 3끼 균형이 잡힌 식사
하루 5가지 이상의 다양한 채소 섭취
운동 3•5
땀이 날 정도의 운동을
하루 30분씩, 일주일 5번
체중 3•5
과체중 조심(체질량지수 23 이하 권장)
비만 예방(체질량지수 25 넘지 않도록)
금연, 금주 그리고
영양·운동·체중
335
335

*체질량지수(BMI, Body Mass Index) = 체중(kg)/키(m)의 제곱

서울대학교암병원
암 예방 335 캠페인

5 이차암 검진에 대해 알려 주세요

이차암이란?

암치료 이후에 새롭게 발생하는 암을 이차암(二次癌) 또는 이차성 원발암이라고 한다. 이는 원래 있었던 암이 인접 부위에서 다시 자라나는 것을 말하는 재발이나, 다른 부위로 옮겨가서 자라는 전이와는 다른 것이다. 자세한 내용은 '01. 암에 대해 알려 주세요'의 '10. 전이암, 4기암, 재발암, 이차암, 말기암은 어떻게 다른가요?'를 참고한다.

▶ 암치료 이후에도 필요한 정기적 암 검진

보통 암치료가 끝난 암 생존자들은 자신이 진단을 받았던 암의 재발 여부에 대해서만 주기적으로 검사를 받는 경우가 많다. 또한 일부 암환자들은 다른 부위에 암이 발생할 위험이 일반인의 암 발생 위험보다 오히려 낮다고 생각하기도 한다. 하지만 암 생존자는 재발뿐만 아니라 다른 부위에 암이 발생할 위험도가 암이 없는 사람에 비해 약 1.1~1.6배 더 높은 것으로 알려져 있다. 따라서 암 생존자들도 일반인에게 권고되는 암 검진은 정기적으로 받아야 한다.

▶ 이차암 검진을 통한 조기 암 발견 및 치료

암 검진은 일반적으로 신체적 이상이나 증상이 없고 스스로 건강하다고 생각하는 상태에서 검사를 받음으로써 병을 조기에 발견하여 치료하기 위한 것이다. 암을 한 번 겪었던 사람도 검진을 통해 이차암을 조기에 발견하여 치료하면 완치 가능성을 크게 높일 수 있다. 암 조기검진을 받으려면 병원의 종합검진 프로그램 또는 국가암검진 프로그램을 이용할 수 있다.

이차암 검진의 범위

우리나라에서 주로 발생하는 암은 위암, 갑상선암, 대장암, 폐암, 간암, 유방암으로

이들 6대 암이 전체 암 발생의 2/3를 차지하며, 암 생존자의 경우에도 이들 6대 암이 가장 주요한 이차암으로 알려져 있다. 모든 암에 대해 검진을 하는 것보다는 의료진과 상의하여 적절한 검진을 받는 것이 좋다. 통상적으로는 일반인의 건강검진 권고안을 따라 진행하게 된다.

이차암 검진이 더 필요한 경우

▶ 고령

암 진단 시 나이가 많을수록 이차암 발생 위험이 증가한다. 50세 미만의 암 진단 환자에 비해 60세 이후에 암으로 진단된 환자는 이차암 발생 위험도가 1.8배 높다. 암 종류별로 살펴보았을 때에도 고령일수록 이차암 발생률은 위암의 경우 3.4배, 폐암에서는 4.5배나 증가한다. 따라서 고령인 암 생존자일수록 더 적극적으로 이차암 검진을 받을 필요가 있다.

▶ 흡연

흡연을 하는 암 생존자는 더 철저한 암 검진이 필요하다. 일반인뿐만 아니라 암 생존자에게도 흡연은 이차암의 주요한 위험인자이다. 즉 흡연은 일반인에게 있어 암 발생 위험인자일 뿐만 아니라 암에 걸린 이후에도 이차암의 위험을 증가시키므로, 흡연력이 있는 암 생존자의 경우 금연과 함께 더욱 철저한 암 검진을 받아야 한다.

▶ 비만과 당뇨병

일부 연구에서는 암 진단 전에 당뇨병이 있던 암환자는 이차적으로 간담췌도암 및 흡연 관련 암이 생길 위험이 각각 3.3배, 1.9배 더 높게 나타났다. 암 진단 전에 비만이었던 암환자는 이차암 발생 위험이 대장암은 3.5배, 비뇨생식기 관련 암은 3.6배 증가한다. 따라서 비만, 당뇨병은 일반인에게 있어 암 발생 위험인자일 뿐만 아니라 암에 걸린 이후에도 이차암의 위험을 증가시키므로, 비만 또는 당뇨병이 있는 암 생존자의 경우 건강 체중 유지와 함께 더욱 철저하게 암 검진을 받아야 한다.

SNUH 건강 Talk Talk

건강검진 100% 효율적으로 받는 법

대장암 조기발견? 대장내시경이 답이다

청년층 위암이 더 위험하다?

세계 여성 암 발병률 1위, 유방암

건강검진-소화기: 위, 대장, 간

건강검진-폐암

건강검진-여성암

암환자의 암 검진 관련 설명처방 동영상

유방 자가검진과 유방암 검진 안내

만성 간질환 환자를 위한 정기검진 안내

서울대학교병원 건강증진센터 안내

6 만성질환의 관리에 대해 알려 주세요

동반질환을 가지고 있는 암환자는 동반질환이 없는 환자에 비해 이차암 발생률이 높다. 또한 동반질환의 존재는 생존율과 삶의 질에도 부정적 영향을 준다.

암 생존자의 고혈압 관리

암 생존자에게 고혈압 관리는 매우 중요하다. 장기간 생존하는 암환자에게 심혈관 질환은 중요한 사망 원인 중 하나로 알려져 있다. 특히 암환자가 심장 근육에 독성 작용을 가지는 항암제를 사용하였거나 방사선 치료를 받을 때 심장 부위가 치료 영역에 포함되는 경우에는 심혈관 질환으로 인한 합병증 발생이 늘어날 수 있다. 그러므로 암 생존자가 고혈압을 앓고 있는 경우 암 병력이 없는 일반인에 비해 생활습관 개선을 포함해 더 열심히 혈압을 관리해야 한다. 즉 의료진과 상의해 적극적으로 고혈압을 관리한다.

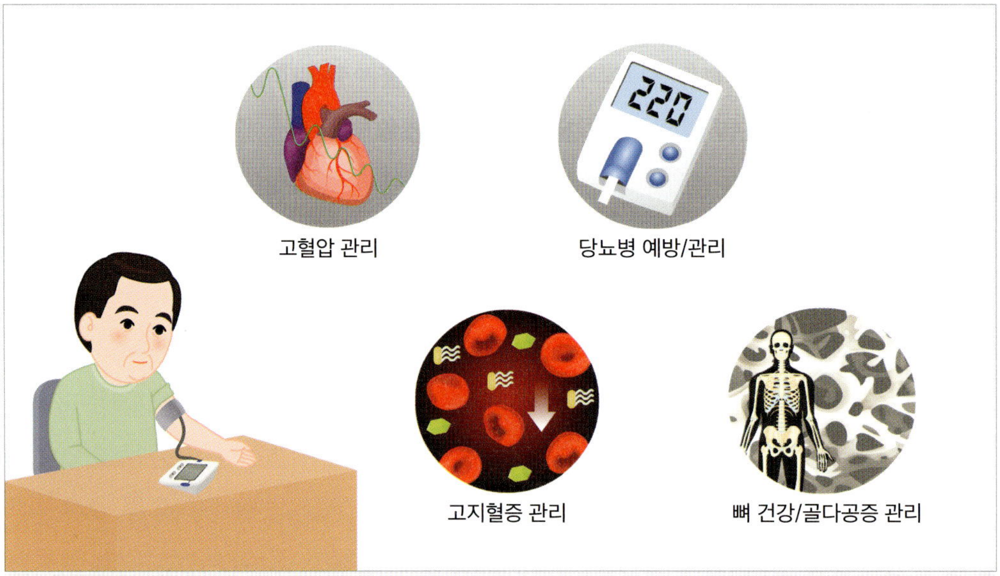

암 생존자의 동반질환 관리

암 생존자의 당뇨병 예방과 관리

암 생존자에게 당뇨병의 예방과 적극적인 혈당 관리는 매우 중요하다. 당뇨병이나 인슐린 저항성은 암 발생 위험인자 중 하나이며, 당뇨병은 암의 치료 경과와 암환자의 생존에도 영향을 줄 수 있다. 또한 당뇨병이나 인슐린 저항성이 있는 암환자는 이와 관련된 합병증 때문에 사망률이 높아질 수 있다.

당뇨병을 가지고 있는 암환자의 혈당 조절은 당뇨병으로 인한 합병증이나 사망을 줄일 뿐만 아니라, 암으로 인한 사망이나 이차암 발생을 예방할 수 있다. 그러므로 당뇨병이 있는 암 생존자는 암 병력이 없는 일반인에 뒤지지 않는 생활습관 개선은 물론, 의료진의 지원을 동반한 적극적인 혈당 관리가 필요하다. 또한 향후 당뇨병 위험이 있는 내당능 장애가 발견된 경우에는 금연, 절주, 운동 및 건강 체중 유지 등 건강한 생활습관을 실천하고, 주기적으로 당뇨병 선별검사를 받아야 한다.

암 생존자의 고지혈증 관리

암 생존자의 경우 심혈관 질환의 위험이 증가하므로 고지혈증의 예방 및 검진과 관리가 매우 중요하다. 특히 항암치료나 호르몬 치료를 받은 암 생존자는 고지혈증을 동반한 대사증후군 발생 위험이 높은 것으로 알려져 있다. 일반인 역시 35세 이상의 남성과 45세 이상의 여성은 특별한 위험인자가 없더라도 정기적으로 혈중 콜레스테롤 검사를 받도록 권유하고 있다. 암 생존자는 최소한 일반인에게 권유하는 고지혈증 검사를 정기적으로 받아야 한다.

일반인이 적극적으로 고지혈증을 조절하면 심혈관 질환이나 뇌혈관 질환의 위험도를 낮출 수 있다. 암 생존자 역시 고지혈증을 동반하고 있다면 생활습관 개선을 포함한 더욱 적극적인 콜레스테롤 조절이 필요하다.

암 생존자의 뼈 건강

유방암이나 전립선암 환자는 호르몬 치료제를 장기간 복용하는 경우가 많다. 이러한 호르몬 치료제는 유방암이나 전립선암의 재발을 막고 생존 기간을 늘리는 것으로 알려져 있지만, 장기간 사용하면 골밀도를 떨어뜨린다. 이뿐 아니라 항암치료를 받는 여성 암환자 중 상당수는 조기에 폐경이 되어 골다공증이 발생할 위험이 높다. 남성의 경우에도 전립선암에서 사용하는 호르몬 치료로 인해 골다공증이 발생할 수 있으며, 복합적인 항암요법과 다량의 스테로이드 치료 역시 골다공증을 일으킬 수 있다.

또한 위암 환자의 경우 위절제술을 받으면 칼슘 흡수 능력이 떨어지기 때문에 골밀도가 감소하게 되고 이로 인해 골절의 위험이 커지므로 뼈 건강에 관심을 가져야 한다. 따라서 조기 폐경된 여성 암환자, 항암치료 및 호르몬 치료를 받았거나 위절제술을 받은 암환자 등 골밀도가 저하될 위험이 있는 경우에는 6~12개월 이내에 골밀도 검사를 받는 것이 좋다. 골다공증을 예방하기 위해서는 평소 금연, 운동, 충분한 칼슘 및 비타민 D 섭취 등을 실천해야 한다.

골다공증 진단을 받은 경우에는 의료진과 상의하여 골다공증 약제를 처방받아야 한다. 골다공증 약제의 종류에 따라 효과와 부작용 및 복용법에 차이가 있기 때문에 환자의 선호도와 상태에 따라 가장 적절한 약제를 선택한다.

암환자의 만성질환 관리 관련 설명처방 동영상

고혈압 환자의 생활요법 안내

당뇨병 환자의 혈당관리 방법

골다공증의 개념과 예방 및 치료

7 예방접종의 종류와 효과에 대해 알려 주세요

소아 때 예방접종을 하였더라도 지속적인 예방을 위해 필요한 경우 성인에게도 추가 접종이 필요하다. 특히 소아보다 성인에서 예방 효과가 더 큰 예방접종이거나 특정 전염성 질환의 발생 위험이 높은 성인은 예방접종을 해야 한다.

예방접종의 종류와 대상

고령이거나 만성질환, 암, 장기이식 등의 치료를 받은 경우 필요한 예방접종을 하는 것이 좋다. 다음 표는 2012년 대한감염학회에서 제시한 권장안이다.

연령별 예방접종 권고표

구분	19~29세	30~39세	40~49세	50~64세	65세 이상
파상풍-디프테리아-(백일해)	10년마다 접종				
인플루엔자	매년 1회 접종				
A형 간염	접종	항체 검사 후 접종		위험군은 항체 검사 후 접종	
B형 간염	3회 접종이 불확실할 때 항체 검사 후 접종			위험군은 접종이 불확실할 때 항체 검사 후 접종	
홍역-볼거리-풍진	위험군 접종				
수두	위험군은 항체 검사 후 접종				
인유두종 바이러스	여성 접종				
수막알균	위험군 접종				
폐렴사슬알균	위험군 1회 접종				1회 접종
대상포진				1회 접종	

출처: 대한감염학회 http://www.ksid.or.kr/data/sub07.html

▶ 인플루엔자 예방접종

인플루엔자는 매년 9월부터 다음해 4월까지 유행하는 전염병으로 보통 '독감'이라고 불린다. 합병증으로 세균성 폐렴, 탈수 등이 있으며, 울혈성 심부전이나 천식, 당뇨 등 기존에 앓고 있던 만성질환을 악화시켜 합병증으로 사망할 수도 있다.

인플루엔자 예방접종은 70~90%의 예방 효과를 보이며, 특히 노인이나 만성질환자, 암 생존자 등 권장 대상자의 경우 입원을 줄이고 인플루엔자로 인한 사망 역시 줄일 수 있다.

▶ 폐구균 예방접종

폐렴사슬알균(폐렴균)은 호흡기 감염증의 가장 중요한 원인으로, 폐렴이나 급성 중이염을 일으키고 침윤성 감염으로 균혈증과 수막염을 일으키는 중요한 세균이다. 폐렴 예방접종은 1회 접종만으로 60~80%의 효과를 보이며 합병증으로 인한 사망을 줄일 수 있다.

▶ 대상포진 예방접종

60세 이상에 대해 권고하고 있으며, 대상포진 감염 및 대상포진 후 신경통과 같은 합병증의 발생을 줄일 수 있다. 50~59세에서는 아직 접종 효과가 불분명하지만 대상자의 상태에 따라서 접종할 수 있다.

▶ 인유두종 바이러스(자궁경부암) 예방접종

2016년 보건복지부는 '암 예방 수칙' 중 예방접종 관련 부분에 '자궁경부암 예방접종 받기'를 추가하였고, 만 12세 미만 여아는 2016년 6월부터 인유두종 바이러스(HPV) 예방접종을 무료로 받을 수 있다. 현재 두 종류의 인유두종 바이러스 백신이 개발되어 있으며, 예방접종 시 인유두종 바이러스 16형, 18형에 의한 자궁경부상피내종양 및 자궁경부암 발생의 90% 이상 예방 효과가 있다. 남성의 경우에도 접종 가능하다. 단, 인유두종 바이러스 백신은 예방 백신이므로 바이러스 치료 효과는 없다.

인유두종 바이러스 예방접종은 인유두종 바이러스에 감염되기 전에 백신을 접종하는 것이 중요하다. 이미 인유두종 바이러스에 감염되었거나 27~55세 여성인 경우에도 백신 접종은 효과가 있으나, 개인별 위험도에 대한 임상적 판단과 접종 대상자의 상황을 고려하여 선택적으로 접종해야 하므로 의료진과 상의해야 한다.

최근 일본에서 인유두종 바이러스 백신의 부작용 논란이 있지만, 세계보건기구(WHO)와 유럽의약품청(EMA), 미국 질병통제예방센터(CDC) 및 국내 대한산부인과학회와 대한부인종양학회에서는 인유두종 바이러스 예방 백신의 안정성과 효능이 여러 차례 검증되었으며, 백신이 통증 및 신경이상 부작용을 일으킨다는 근거는 없다고 표명하였다. 따라서 백신 접종을 통해 자궁경부암을 예방하는 것이 필수적이라 할 수 있다.

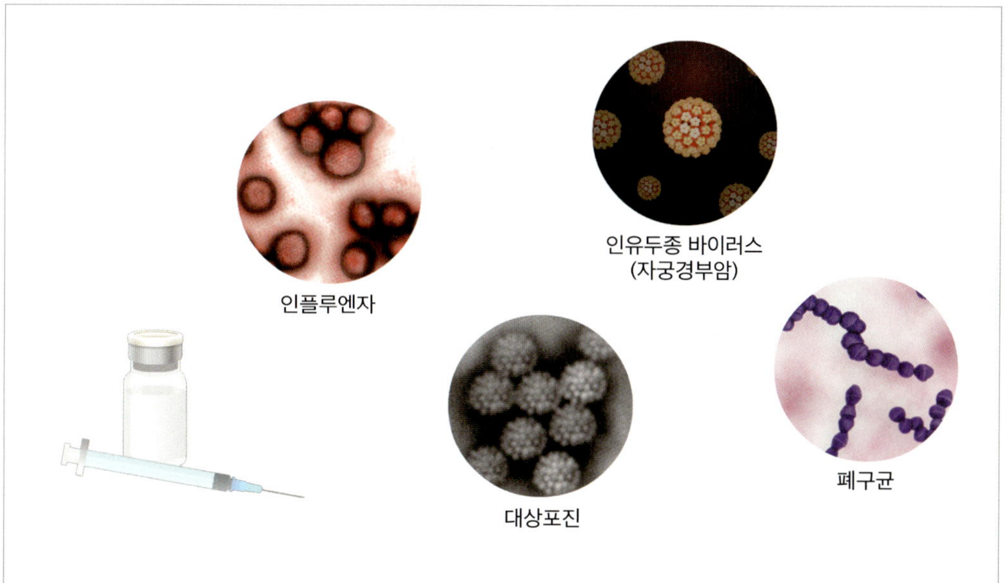

암환자를 위한 주요 예방접종

SNUH 건강 Talk Talk

부인암 '자궁경부암'

술잔은 돌려도,
손톱깎이 면도기는 노~우!

예방접종 관련 설명처방 동영상

폐구균
예방접종 안내

A형 간염과
예방접종

파상풍
예방접종 안내

자궁경부암
예방접종 안내

암 조기발견이 선물한 소중한 일상(위암)

2007년 직장 건강검진으로 위내시경을 받았는데, 검사 도중 이상한 것이 보여 조직검사를 하게 되었습니다. 심각하게 여기지 않고 결과를 기다렸습니다. 일주일 후 병원으로 와 상담을 하라는 전화가 왔습니다.

조직검사 결과, 위암이었습니다. 아내는 울음을 터뜨리더군요. 초기니까 너무 걱정하지 말라는 의사 선생님 말씀도 귀에 들어오지 않았습니다. 그래도 집으로 돌아와 정신을 차리고 차근차근 수술받을 준비를 했습니다. 회사 업무도 정리했습니다. 동료에게 업무를 인수하고 휴직계를 제출하면서, 수술 잘 받아서 건강하게 복귀하겠다는 다짐을 했습니다.

다행히 수술은 잘 끝났습니다. 주치의 선생님은 빨리 회복해서 건강하게 생활하려면 꾸준히 운동을 하라고 권했습니다. 퇴원해서 집으로 돌아오니, 사랑하는 가족이 밝은 미소로 반겨주었습니다. 그리고 현관 신발장 위에 놓여 있던 등산화 한 켤레. 아내가 준비한 것이었습니다. 병 간호로 마음고생도 심했을 텐데, 세심하게 챙겨주는 아내가 더없이 고마웠습니다.

수술 후 몇 달이 지난 지금, 규칙적으로 산에 오르고 운동을 한 덕에 건강을 상당히 회복했습니다. 게다가 혼자는 심심할 거라며 아내가 함께 산에 오르고 아이들도 종종 동참하면서 온 가족이 등산 마니아가 되었습니다. 자연 속에서 네 식구가 함께하니 가족의 사랑이 더 돈독해진 것 같습니다.

며칠 전 정기검진에서 정상적으로 회복되고 있다는 말을 들었습니다. 정기적으로 건강검진을 받은 덕분에 암을 조기에 발견할 수 있었고, 치료 결과도 좋았습니다.

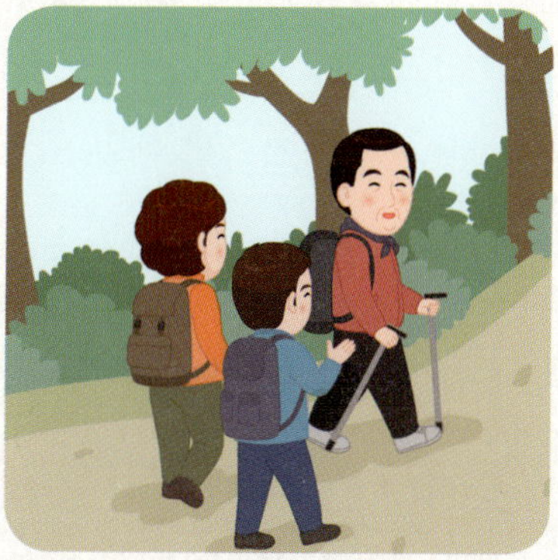

암을 경험하며 아픔도 있었지만, 하루를 일생처럼 소중히 여기게 되었습니다. 내 자신과 가족을 사랑하고 주변을 되돌아보며 이웃과 사회를 위해 봉사하리라 다짐해 봅니다.

참고문헌

온라인 자료

서울대학교암병원 http://cancer.snuh.org/

대한암학회 http://www.cancer.or.kr/

국가암정보센터 http://www.cancer.go.kr

한국호스피스완화의료학회 http://www.hospicecare.co.kr/

National Cancer Institute http://www.cancer.gov/

American Cancer Society http://www.cancer.org/

Cancer Care http://www.cancercare.org/

NAVER 지식백과>건강백과>서울대학교병원 의학정보 http://terms.naver.com/list.nhn?cid=51007&categoryId=51007

단행본

분당서울대학교병원, 『암 꼭 알아야 할 치료·영양 가이드』, 삼호미디어, 2015

서울대학교병원 강남센터, 『건강검진이 기다려지는 식사이야기』, 서울대학교출판문화원, 2012

서울대학교암병원 암건강증진센터, 『암 치료 후 건강관리 가이드』, 비타북스, 2015

윤영호 외, 『암 치료 후 진료 및 건강관리 매뉴얼』, 군자출판사, 2013

소책자

서울대학교병원 종양내과센터 교육상담실, 「항암화학요법」

서울대학교병원 종양내과센터 교육상담실, 「경구 항암제 복약일지」

서울대학교병원, 「동종 조혈모세포이식 환자의 퇴원 후 주의사항」

서울대학교병원 암 정보 리플릿

영양(저작권번호: C-2012-022974)

항암·방사선치료 시 감염관리(저작권번호: C-2012-022975)

항암·방사선치료 시 소화기계 증상관리(저작권번호: C-2012-022976)

항암·방사선치료 시 탈모, 피부관리(저작권번호: C-2012-022977)

항암제 피부특이반응(저작권번호: C-2012-022978)

항암치료 시 신경증상관리(저작권번호: C-2012-022979)

호스피스/완화의료(저작권번호: C-2012-022980)

가족에게 드리는 정보(저작권번호: C-2012-022981)

방사선치료의 이해(저작권번호: C-2012-022982)

사회복지 정보(저작권번호: C-2012-022983)

안전한 약의 사용(저작권번호: C-2012-022984)

암치료 후 장기 건강관리(저작권번호: C-2012-022985)

암환자의 근육과 관절 문제 치료(저작권번호: C-2012-022986)

암환자의 정신건강(저작권번호: C-2012-022987)

암환자의 피로와 운동(저작권번호: C-2012-022988)

찾아보기

ㄹ

ㅁ

ㅂ

ㅅ

ㅇ

ㅈ

Abstract

Your Comprehensive Guide to Cancer Journey

that Seoul National University Cancer Hospital Recommends

'Cancer Journey' is known for the whole process from diagnosis, treatment to the recovery or death. Journey especially means a long trip or an itinerary. Living with cancer is like taking a very long journey. We need reference guide when we start heading for a new place where we have never been before. Likewise, we need a trustworthy guide to cope with a cancer treatment successfully and ultimately cure cancer.

'Your Comprehensive Guide to Cancer Journey' is a guide for the patients and families who are currently receiving cancer therapy or the people who experienced and completed the treatments. This book offers wide range of information about cancer treatments that both patients and families actually need to know during the entire path of curing cancer. It provides answers to general inquires or common misconceptions about cancer as well as detailed treatment methods, symptoms, nutritions, life management, and a long-term care after cancer treatments.

Also, all the given information are based on the variety of information about cancer and educational contents developed and provided by Seoul National University Cancer Hospital in accordance with topics that patients and families question about. Therefore, we hope that all patients and families even those who are unfamiliar with medical information become able to deal well with their cancer and treatment along the way by adapting well to the cancer journey with this book.

서울대학교암병원의 어제, 오늘 그리고 미래

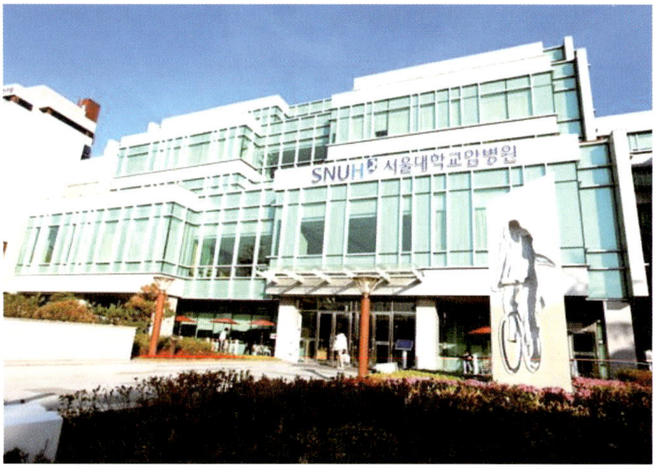

http://cancer.snuh.org/
서울대학교암병원 홈페이지

1885년 한국 최초의 서양식 국립병원 제중원에서 출발한 서울대학교병원은 국립서울대학교 의과대학 및 치과대학 부속병원을 거쳐 1978년 특수법인 서울대학교병원으로 개편, 오늘에 이르고 있습니다. 서울대학교병원은 종로구 대학로에 위치한 본원, 암병원, 어린이병원을 비롯하여 분당서울대학교병원, 서울특별시보라매병원, 서울대학교병원 강남센터, 아랍에미리트 셰이크 칼리파 전문병원을 아우르는 차별화된 의료 네트워크를 구축하고 있습니다.

2011년에 개원한 서울대학교암병원은 진정한 '암치료의 새로운 동반자'로서 신속한 예약–진료–검사–치료가 가능하도록 **원스톱 진료시스템**을 구축하고, 여러 과의 전문의가 동시에 참여하는 **통합진료시스템**을 활성화하여 암치료 역량을 한층 강화해왔습니다. 또한 연구와 임상이 융합하는 **암전문연구중심병원**으로서 암정복의 길을 앞당기고자 신 의료기술 개발을 선도하는 동시에, 대한민국 보건의료를 견인하여 신뢰할 수 있는 **표준적정진료**를 제공하는 국가 정책적 병원으로서 책임과 역할을 다하고 있습니다.

앞으로도 서울대학교암병원은 환자 중심의 지속적인 암진료 프로세스 개선, 연구와 임상이 융합되는 연구중심병원 정착, 생활 속 암정복을 구현하는 다양한 교육정보 프로그램을 지속적으로 마련하여 환자 중심의 암 전문병원 문화를 만들어가고자 합니다.